Pocket Echo Life Support 教育シリーズ

みるミルできる ポケットエコー

❷ 経鼻胃管・誤嚥性肺炎

ヘルスケア人材育成協会／監修

中外医学社

■ 編集

小林 只　医師 弘前大学医学部附属病院総合診療部

■ 編集協力

加藤 博之　医師 弘前大学医学部附属病院総合診療部
米田 博輝　医師 弘前大学大学院医学研究科総合地域医療推進学講座
穐元 崇　医師 弘前大学医学部附属病院総合診療部

■ 執筆者（五十音順）

落合 実　看護師 ウィル訪問看護ステーション江戸川
小林 只　医師 弘前大学医学部附属病院総合診療部
髙橋 志のぶ　看護師 地域医療振興協会十勝いけだ地域医療センター
並木 宏文　医師 地域医療振興協会十勝いけだ地域医療センター
平野 貴大　医師 国民健康保険大間病院
深田 敦子　看護師 地域医療振興協会十勝いけだ地域医療センター
古屋 聡　医師 山梨市立牧丘病院
松崎 正史　臨床検査技師 ヘルスケア人材育成協会，ソニックジャパンホールディングス株式会社
山口 睦弘　臨床検査技師・超音波検査士 ヘルスケア人材育成協会，株式会社ソノジー

■ 執筆協力者

上野 美幸　看護師 元山梨市立牧丘病院（画像提供）
石川 直登　株式会社京都科学製造3課（データ提供，撮影）
大島 浩　日本シグマックス株式会社（データ提供，撮影）

監修のことば

　日本が抱える急速な高齢化に向けて，社会保障制度の見直しによる医療・介護政策の転換に向けて，地域包括ケアシステムなどを通じた，在宅医療や訪問看護による医療支援体制が示されました．それを支える看護師の役割がクローズアップされてくることを踏まえ，多くのスタッフが患者さんの沢山の情報をマネージメントする中で「身体の中が透けて見える」画像が共有化できれば，現場におけるアセスメント精度が向上し，対処を迅速かつ的確に行えるようになるでしょう．その結果として，効率的で質の高い医療の提供につながるであろうポケットエコー・ライフ・サポート（Pocket Echo Life Support : PELS）教育シリーズ「第1巻」の編集に取り掛かりました．

　PELS教育シリーズの第1巻「みるミルできるポケットエコー①膀胱」が2016年に発刊されましたが，新元号を迎えた今，周りの環境はどう変化したでしょうか．東京オリンピック開催の2020年は65歳以上の世帯主は東京都，愛知県を除く45道府県で40％を超え，75歳以上である高齢者の1人暮らしは東京，大阪，神奈川という大都市圏で増えると予想されており，2025年問題が現実味を帯びています．その環境における医療や介護の現場では，より高度な判断や手技が求められています．ポケットエコーを用いた身体内の画像取得，そしてITを用いた情報共有は，より正確にかつ安全に行うための一助となります．

　PELS第2巻である本書は，「経鼻胃管誤挿入の防止を目指した教育コース」と「誤嚥性肺炎のアセスメント向上を目指した教育コース」を扱いました．世界的には仮想現実（VR）を含むデジタルシミュレータが増えていますが，PELSではアナログシミュレータを用いて，より実臨床に近い感覚を養うことを目指しています．在宅医療を支える看護師をはじめ，多くの医療者が「身体の中が透けて見える」ポケットエコーというツールを適切に活用することで，的確な手技の習得はもちろんのこと，なによりも患者さんへの一歩進んだアセスメントに貢献できますよう，本書が活用されますことを願っております．

　　　　　　　　　　　　　一般財団法人ヘルスケア人材育成協会　松崎 正史

はじめに

　本格的な高齢社会に突入した日本で，誤嚥性肺炎は医療機関内だけで治療できる限界を超えており，在宅医療や訪問看護におけるケアの質向上が期待されています．「安全・簡単・低コスト」で実施可能なポケットエコーは，看護師を中心に多くの医療者の「第2の聴診器」として広がりつつあります．2016年4月より開催しているPELS第1弾「膀胱エコーによる体液管理」は，全国各地の学会・病院・訪問看護ステーションなどで計100回を超えました．ポケットエコーによる膀胱評価が，看護業務改善，患者満足度，家族安心感，働く医療者の教育と安心に役立っていることが，実践はもとより，学会などでも報告されるようになりました．そして，ポケットエコーを活用し始めた看護師らは，体液管理のための下大静脈エコー，担がん患者の腹水エコー，排便ケアのための直腸エコー，そして誤嚥性肺炎ケアに肺エコーなどへ取り組み始めています．

　PELS第2弾の本書では，「経鼻胃管」と「誤嚥性肺炎」をテーマにしました．倫理・道徳的是非はともかく，経鼻胃管の挿入・留置の件数はとても多く，誤挿入などのトラブルも頻発しています．世界的にも，単純X線写真が容易に撮影できない現場において，エコーを用いた経鼻胃管の確認方法は期待されています．現在，PMDAより経鼻胃管留置は複数の方法で実施することを明示されていますが，その1つとしてエコーが適切に活用されるよう本書を記しました．また，誤嚥性肺炎は在宅などでケア中の患者に高頻度に生じますが，医療機関受診や治療適応・経過観察の判断の一助として，エコーが役立つことを期待しています．

　本書で提案する使用方法・判断基準は，まだ十分なコンセンサスが取れているわけではありません．従来の検査室内の精密検査エコーとは異なる，Internet of things（IoT）端末としてのスマートフォンのように活用されるポケットエコーは，誰もが使える機器です．だからこそ，その質を担保し，地域で有益かつ誠実に活用されるための指針の第一歩として，本書とPELSが役立つことを切に願います．

著者を代表して
弘前大学医学部附属病院 総合診療部　小林　只

もくじ

第1章 ポケットエコーの活用方法と教育　1

1-1 ポケットエコー・ライフ・サポート（PELS）とは？　1
1-2 看護・介護で役立つポケットエコー導入ポイントの代表例　3
　　看護師のコメント　ポータブルエコーと訪問看護の親和性　6
1-3 ポケットエコーの活用はコミュニケーションツール　7
　　コラム　ポケットエコー×クローズドSNSの活用　8

第2章 学習方法・シミュレータの使い方　11

2-1 エコー学習・習得の方法　11
　2-1-1 エコーの基礎　11
　2-1-2 エコー画像の見方　11
2-2 プローブの持ち方，操作の仕方　13
　2-2-1 コンベックスとリニアの持ち方　13
　2-2-2 プローブ操作と練習方法　13

第3章 PELS 経鼻胃管　17

3-1 経鼻胃管シミュレータ作成の背景　17
　3-1-1 終末期と人工栄養（経鼻胃管，胃ろう，静脈栄養）　17
　3-1-2 経鼻胃管の臨床的価値とジレンマ　18
　3-1-3 経鼻胃管の誤挿入に関連した事故は多い　18
　3-1-4 経鼻胃管の確認方法：複数方法による確認の推奨　19

3-1-5	経鼻胃管に対するエコーの検出精度	21
3-1-6	経鼻胃管に対するエコーの役割	26

3-2　やってみよう！　経鼻胃管エコー　27
　3-2-1　使用するエコー機器　27
　3-2-2　経鼻胃管シミュレータモデルの説明・エコー画像　28
　3-2-3　使用方法（経鼻胃管確認エコーの操作手順）　30

3-3　症例　32
　症例①　経鼻胃管，ちゃんと入ってる？　入ってない？　32
　　1　症例①：実際にエコーをやってみよう　34
　　2　症例①：解説　34
　　まとめ　35

3-4　患者さんに実施する時の注意点　36
　3-4-1　人の頸部食道エコー画像　36
　3-4-2　Q&A　39

第4章　PELS 誤嚥性肺炎　43

4-1　誤嚥性肺炎シミュレータ作成の背景　43
　4-1-1　死因としての肺炎・誤嚥性肺炎　43

4-2　嚥下・誤嚥，肺・呼吸の基本知識　47
　4-2-1　嚥下の機能解剖　47
　　コラム　摂食嚥下関連エコー　50
　4-2-2　誤嚥の病態生理　52
　　コラム　摂食嚥下リハビリの現状　53
　4-2-3　肺・呼吸の機能解剖　54

4-3　誤嚥性肺炎の概説　58
　4-3-1　誤嚥性肺炎の病態生理　58
　4-3-2　誤嚥性肺炎の診断　61
　4-3-3　誤嚥性肺炎の治療　63

4-4　誤嚥性肺炎とエコー　65
　4-4-1　誤嚥性肺炎に対するエコーの精度　65

4-4-2　誤嚥性肺炎に対するエコーの役割　66
4-5　やってみよう！　肺エコー　67
　　4-5-1　使用するエコー機器　67
　　4-5-2　肺エコーの基本　69
　　4-5-3　誤嚥性肺炎におけるエコー実施方法　74
　　4-5-4　誤嚥性肺炎シミュレータとエコー画像　75
　　4-5-5　使用方法（誤嚥性肺炎エコーの操作手順）　79
4-6　さあ，やってみよう！　症例　83
　　4-6-1　症例②　微熱が出てきて，咳も増えてきました　83
　　症例②　症例①の患者さんの続きです　83
　　　1　症例②：実際にエコーをやってみよう　85
　　　2　症例②：解説　86
　　　まとめ　87
　　　　コラム　発熱のワークアップ　88
　　　　看護師のコメント　自分の安心と患者さんの安心のために
　　　　エコーを使っています　90
　　4-6-2　症例③　誤嚥性肺炎が再発していないか心配なんです　91
　　症例③　症例②の患者さんの続きです　91
　　　1　症例③：実際にエコーをやってみよう　93
　　　2　症例③：解説　93
　　　まとめ　94
　　　　看護師のコメント　高齢の方でもリラックスしてエコーが
　　　　行えるように工夫したい　95
　　　　コラム　心不全？　肺炎？　96
4-7　患者さんに実施する時の注意点　98
　　4-7-1　Q&A　98

あとがき　106
索引　107

本書の動画閲覧方法

1. 本書のシリアルコードは以下のとおりです．

   pocketecho_02

2. 次のいずれかの方法で，中外医学社ホームページ内の「動画閲覧・ファイルダウンロード」ページにアクセスしてください．
   - 中外医学社ホームページ（http://www.chugaiigaku.jp/）にアクセスし，下に少しスクロールすると左側にあらわれるバナー「＞動画閲覧・ファイルダウンロード」をクリックしてアクセス．
   - 「動画閲覧・ファイルダウンロード」ページのURL（http://chugaiigaku.jp/movie_system/video/m_list.html）を直接入力してアクセス．
   - スマートフォンなどで下のQRコードを読み取ってアクセス．

3. 本書の表紙画像左横のラジオボタン（◉）を選択してください．

4. シリアルコード欄に上記のシリアルコードを入力し，「＞確定」をクリックしてください．

5. ご覧になりたい動画番号をクリックし，再生ボタンをクリックすると動画が再生されます．

6. 本文中の ▶◎ が動画番号に対応しています．

第1章 ポケットエコーの活用方法と教育

1-1 ポケットエコー・ライフ・サポート（PELS）とは？

　本格的な高齢社会に突入した日本で，誤嚥性肺炎は医療機関内だけで治療できる限界を超えており，在宅医療や訪問看護におけるケアの質向上が期待されています．世界で最もCTやMRIを保有し，単純X線写真撮影を含めて，病院から診療所，そして検診車にいたるまで広く画像診断機器が普及している日本であっても，単純X線やCTが「容易に」使用できない現場はまだまだ多いのが現状です．

　携帯型超音波診断装置（以下，ポケットエコー）は，日本では2010年のVscan（GE社）に始まり，2016年には超低価格帯ポケットエコーであるMiruco（シグマックス社）が販売されました．2019年4月現在，タブレット型，スマートフォン型など，世界中でポケットエコーが販売されてきており，この流れは加速しています．そして，世界中で，放射線被曝がなく，「安全・簡単・低コスト」で実施可能なポケットエコーは，医師だけでなく看護師を中心に多くの医療者の「第2の聴診器」として，病院・診療所・在宅・地域など，あらゆる場所の患者・住民のケアの質向上に向けた活用が期待されています．

　そのような中，2016年4月，日本で超高齢社会を支えるためのエコー教育コースであるPocket Echo Life Support（PELS）が始まりました．Lifeの意味は生命ではなく，「生活」です．大衆化されたエコーが，医療機関のマネジメントや医療者の労務負担軽減，そして地域で人々の生活をサポートするための使用方法までを展望しています　図1　.

　医療機関外で医療行為の質を担保するためには，医師はもちろん看護師など多職種を対象とした一定のトレーニングが必要になります．しかし，

第1章 ポケットエコーの活用方法と教育

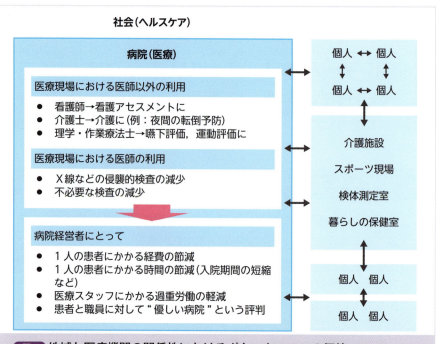

図1 地域と医療機関の関係性におけるポケットエコーの価値
(Kobayashi T, Katoh H. Development of pocket-sized hand-held ultrasound devices enhancing people's abilities and need for education on them. J Gen Fam Med. 2016; 17: 276-88 の Figure 3 を改変)

　在宅医療や複数疾患を抱えた高齢者を適切にマネジメントできるようなトレーニングは各自に任されているのが現状であり，多くの医療従事者は不安を抱えながら医療・介護に携わっています．様々な場面での使用が期待されるエコーですが，そのための質の担保は重要です．
　PELS は，在宅医療など医療機関外で特にエコーが現場の判断に有用である場面を，学生から現場の医療者まで多様な方々が，シミュレータを用いて学習できる教育コースです．

1-2 看護・介護で役立つポケットエコー導入ポイントの代表例

① **膀胱エコー**：尿量減少の精査（尿閉 or 脱水）や脱水の補液・心不全患者の利尿薬の反応などは膀胱内容量の増加で判断する方法を学習します．なお，介護施設や病棟では，夜間転倒予防のための膀胱エコーによる就寝前残尿確認への活用も学習します．

② **肺エコー**：誤嚥性肺炎や慢性心不全は医療機関ではなく介護施設で管理する時代は遠くないかもしれません．特に誤嚥性肺炎評価のためのエコー使用方法を学習します．

③ **経鼻胃管エコー**：頸部食道内のチューブをエコーで確認する方法を学習します．

④ **便エコー**：直腸における便の硬さなどを評価し，適切な排便管理への活用を学習します．

⑤ **体液管理エコー**：膀胱エコーに加えて，下大静脈・頸静脈の評価による血管内ボリュームの評価，および肺エコーによる心不全の評価を学習します．

⑥ **腹水エコー**：担がん患者などの腹水の増減の評価方法を学習します．

⑦ **末梢血管エコー**：静脈血管確保に適した血管を探すためのエコー活用を学習します．

⑧ **運動器エコー**：サルコペニアや廃用を防ぐための大腿直筋エコー，関節炎の評価としての関節液の有無などを確認するためのエコー使用を学習します．

　そして，PELS 第 1 弾は，最も描出が簡単であるにもかかわらず，臨床的活用性が高い「膀胱エコー」でした 図2,3 ．そのテキストである「みるミルできるポケットエコー ① 膀胱」（中外医学社 2016）では，エコーの基本的原理からプローブの操作方法，そして膀胱エコーを扱いました．現在，PELS が始まって約 3 年の月日が経ち，とある訪問看護ステーションでは看護師 1 人あたりポケットエコー 1 台の運用が始まりました．また，訪問看護 図4 のみならず，病棟でも積極的に活用されています 図5 ．

第1章 ポケットエコーの活用方法と教育

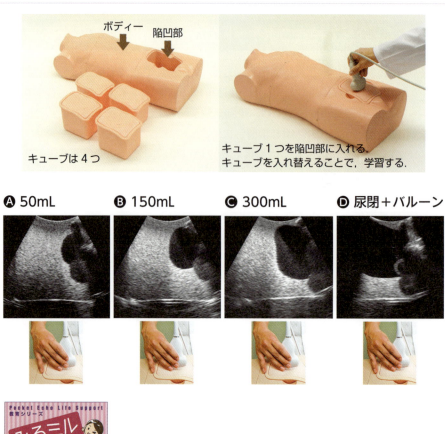

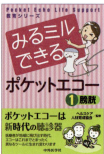

図2　PELS 膀胱と膀胱シミュレータ

1-2 看護・介護で役立つポケットエコー導入ポイントの代表例

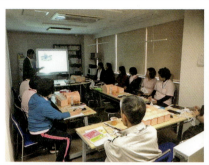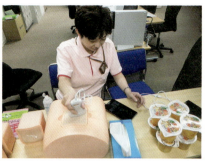

図3 PELS 膀胱コースの一場面

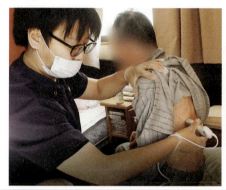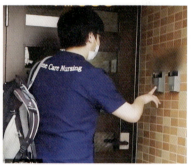

図4 訪問看護における肺エコー（座位で実施できる）

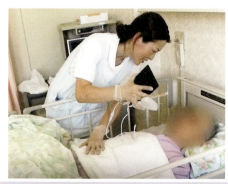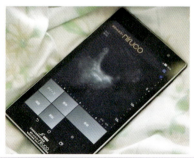

図5 病棟における膀胱エコー（患者さんと同じ画面を見て説明できる）

ポータブルエコーと訪問看護の親和性

　ポータブルエコーが訪問看護事業所でも購入可能な金額であることを知った時，すぐに自組織であるウィル訪問看護ステーションへの導入を検討しました．ポータブルエコーは訪問看護との親和性がとても高いと思っていたからです．

　訪問看護が病棟看護と異なる点はナースステーションと患者のベッドが離れているという点です．そのため情報共有は看護記録や事後報告が主になってしまい，組織内の同僚や上司と共に患者の状態を同時にみるということが難しい現状があります．複数の看護師で1人の患者を担当している場合，事後報告ではバイタルサインなどの客観的な情報は問題なく共有されますが，腹部の張りや肺の副雑音の経過などはなかなか適切に共有されづらいのです．例えば，肺に炎症があり抗菌薬の投与をしている場合，副雑音が軽減しているのか，増減しているのかは訪問する看護師が異なると判断が難しいものです．ポータブルエコーは，これまでのバイタルサインなどの客観的な情報にエコーの画像や動画が追加されることになり，経過や変化を追いやすくなります．

　1人で訪問することが多い訪問看護にとって情報の種類が1つ増えることは，事業所内だけでなく主治医など他機関とのコミュニケーションがより活発になる実感があり，看護の質の向上につながっています．

1-3 ポケットエコーの活用はコミュニケーションツール

　ビッグデータ時代におけるIoT端末として，スマートフォンの如くコミュニケーションツールになりつつあるポケットエコーの活用により，以下のような価値が生まれます．

- 「患者さんやほかの職種とのコミュニケーションツール」になりえます．この圧倒的可視化と共有は，患者さんに対して説得力があるばかりか，患者さんに治療に対する主体的参加を促します．
- 「医師と患者がともに話し合って」治療を決定し，その結果について一緒に論議することができます．
- 看護師はじめほかの職種がエコーを用いて情報を共有することは，医師の意味のない優位性を減じ，真の意味での多職種連携に役立ちます．

　今，医療情報や生体情報が個人で見えて，その情報について医療従事者と対話でき，皆と共有できるようになってきました．その結果，現場の医療者が，その場の悩みをリアルタイムで共有することで，1人で悩まなくて済むようになりました．これは，教育にも役立ち，より安心な医療や看

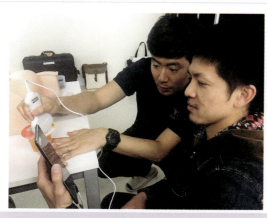
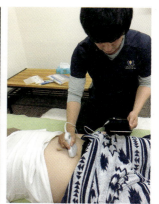

図6　画像共有と教育

護の実践にも役立ちます 図6 .

　エコーの情報についても，個人の情報をクラウドでまとめながら分析を行い，地域全体の健康が良い方向に進んでいくように，あるいは災害時においては，該当地域に暮らす方々に向けた対策をいち早く取れるように役立てることもできるでしょう．このような活用を想定したとき，これまで以上に求められるのはリテラシーであって，情報を適正に扱うためのルールを皆が学んで，混乱しないような使い方を考えていくことが重要になります．その学習方法の1つがPELSなのです．

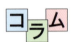 ポケットエコー×クローズドSNSの活用

　訪問看護はナースステーションと患者のベッドサイドが離れているという特性上，同時に同じ利用者をみるということが難しい現状があります．チームナーシングなど連携や協働によって組織全体で多くの患者に質の高い看護を提供しようとしている昨今，訪問看護の質は看護師個人の能力，

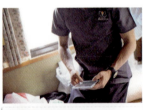
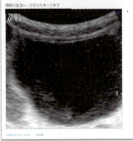

訪問看護ステーションの活用例：クローズドSNS×エコーでチーム看護を実践

1-3 ポケットエコーの活用はコミュニケーションツール

属人性に頼る部分が大きくなってしまう傾向があるのです．

　ポケットエコーは，訪問看護師に画像や動画という客観的な情報を1つ増やしました．ウィル訪問看護ステーションではこのポケットエコーにクローズドSNSを組み合わせることで患者のベッドサイドにいながらにして情報共有やカンファレンスを実施する仕組みを作っています．クローズドSNSとは特定の人しか参加できない，スマートフォンなどで使うLINEのようなサービスです．画像や動画などはクローズドSNSとの相性が良く，ポケットエコーで撮影した画像や動画をその場でSNSにアップすることにより，離れていても情報共有や意見交換し合うことが可能になります．実際に「まだ膀胱に余裕はありそうだから，主治医に連絡するのはもう少し待ってみては？」などポケットエコーとクローズドSNSを組み合わせることにより，エコーは診断や判断のためだけのツールではなく，コミュニケーションのキッカケの1つとなっています．訪問看護では，1人で判断する能力が求められる印象があり，興味はあるが実際に従事する看護師は少ないのです．こういったツールを上手く使うことで，看護師の安心安全が高まってほしいと思っています．

MEMO

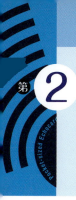

第2章 学習方法・シミュレータの使い方

2-1 エコー学習・習得の方法

2-1-1 エコーの基礎

エコー画像の成り立ち

　エコー画像は，探触子（プローブ）から超音波を送信し，体内で反射した信号を探触子で受信し，反射した信号の強弱を白から黒の階調に変換して画像化しています．すなわち，探触子にはマイクとスピーカー両方の機能があります．

　画像のイメージを 図1 に示します．例えば5本の超音波信号を入射したとします．骨は5本全てが表面で反射するため，骨の表面が白い線状に描出され，その後方は黒く抜けて音響陰影となります．液体は，5本全てが内部で反射しないで通り抜けます．そのため，黒く描出されます．甲状腺のような実質臓器は，1本は表面で，2本は内部で反射し，残りの2本は反射しないで透過したりするので，グレーに描出されます．このように，エコー画像の黒い部分には，2つの異なった意味があります．その見分け方のポイントが音響陰影です．帯状に画面の下方に向かって黒く伸びる影があると，その表層に超音波信号を多く跳ね返す物質（例：骨や結石，空気，腸管ガス）があると判断します 図2 ．

2-1-2 エコー画像の見方

　エコー画像は断層像です．プローブをあてている部位の断層像が装置のモニターに映し出されています．プローブを包丁に置き換えてイメージをふくらませてみてください．詳しくは，膀胱編第2章2-1を参照ください．

第❷章 学習方法・シミュレータの使い方

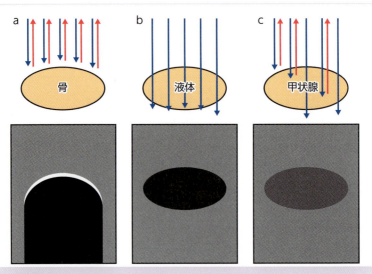

図1 エコー画像のイメージ
a：骨のイメージ，b：液体貯留のイメージ，
c：実質臓器（甲状腺，肝臓，前立腺）や筋肉のイメージ
（青＝入射，赤＝反射）

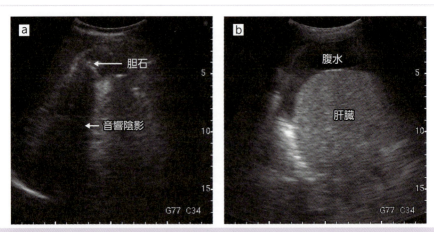

図2 音響陰影のイメージ（a）と実質臓器のイメージ（b）
a：腹水は反射が起こらないので黒く映る．胆石の後方は，黒い帯状の音響陰影となる．
b：肝臓は，内部で反射する信号や透過する信号があり臓器全体がグレーに映し出される．

2-2 プローブの持ち方，操作の仕方

2-2-1 コンベックスとリニアの持ち方

　コンベックスとリニアのように，プローブの形状が変わっても持ち方に大きな変わりはありません．ペンを持つようなイメージでプローブを持ちましょう．正しいフォームは技術の向上を促します．図3 を参照ください．まず，母指と2-3指もしくは2-4指でプローブを優しく保持します①，②．そして，プローブの安定操作のために，第4-5指や手首を患者さんに付けます③．この時，患者さんにどこも付けないと，プローブがズレたり，力を入れすぎて患者さんに痛みや不快感を与える可能性に繋がります．初学者が間違えやすいプローブの持ち方も提示します．いずれも，安定操作という視点から見れば"問題あり"です 図3 ．

2-2-2 プローブ操作と練習方法

　プローブ操作には扇操作と回旋操作とスライド操作の3種類があります 図4, 5, 6 ．

　扇操作の練習は，男性の膀胱を見る際に，必ず前立腺まで描出すること．これで，扇操作の練習ができます 図7 ．

　回旋操作の練習は，肋骨上走査から肋間走査へ．まずは，2本の肋骨にまたがるようにプローブを置きます．プローブの中心を軸にして，プローブを回転させ肋間へプローブを滑り込ませます．あるいは，頸部を見る時に，頸動脈の短軸（輪切り）像から，長軸（縦切り）像へプローブを回転させて描出する．このようなことで練習ができます 図8 ．

　スライド操作の練習は，頸動脈を長軸で描出し血管走行に合わせてプローブをスライドさせます．この時に，血管像が常にモニターの端から端まで描出されるようにプローブの方向を微調整します．もう一つの方法は，まず頸動脈を短軸に，画面の中央に描出します．そのまま，血管の短軸像が画面の中央に維持できるように，プローブを血管走行に合わせてスライドさせます 図9 ．

第❷章　学習方法・シミュレータの使い方

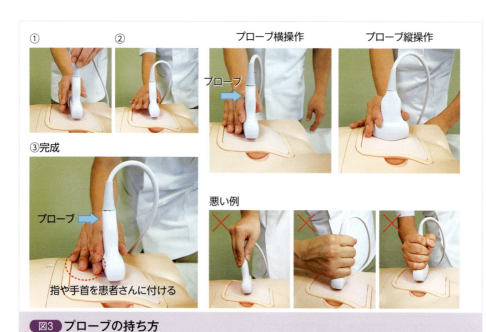

図3　プローブの持ち方

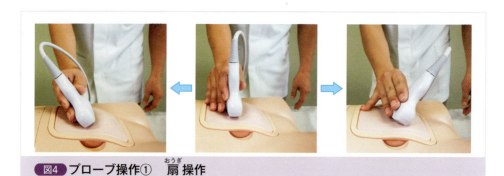

図4　プローブ操作① 扇操作

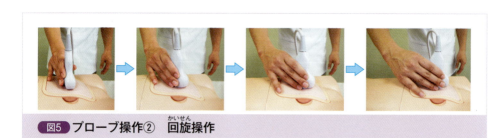

図5　プローブ操作② 回旋操作

2-2 プローブの持ち方，操作の仕方

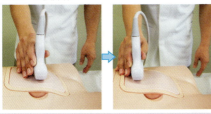
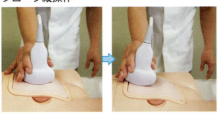

図6 プローブ操作③　スライド操作

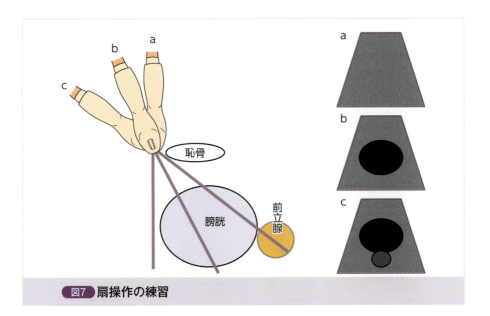

図7 扇操作の練習

第❷章 学習方法・シミュレータの使い方

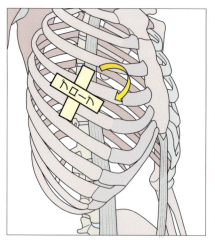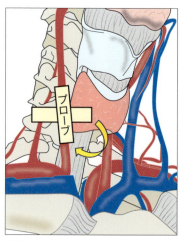

図8 回旋操作の練習

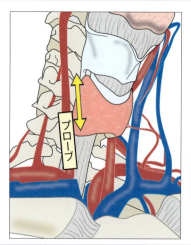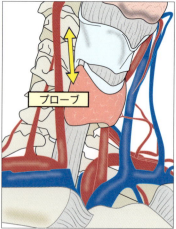

図9 スライド操作の練習

第3章 PELS 経鼻胃管

3-1 経鼻胃管シミュレータ作成の背景

3-1-1 終末期と人工栄養（経鼻胃管，胃ろう，静脈栄養）

　経口摂取と人工栄養（例：経鼻胃管，胃ろう，静脈栄養）があります．この判断は，医学的判断にくわえて患者の「食べる楽しみ」や家族の思いなどをトータルで考える必要があります．以下に，代表的な人工栄養を概説します．

- **経鼻胃管**：人工栄養の歴史で最も古く，1744年にオランダの内科医が解毒剤投与目的で柔らかい金属製のチューブを鼻腔から胃内まで挿入したことが始まりとされています❶．その後，ゴム製のチューブの開発が進み，薬物や食物の投与，胃内容物の吸引・洗浄のために活用されてきました．
- **胃ろう（PEG）**：1875年に外科的胃ろう造設術が実施されました．1980年に内視鏡下胃ろう造設術（percutaneous endoscopic gastrostomy: PEG）が発表されてから❷，その実施件数は急増しました．
- **静脈栄養**：中心静脈栄養（total parenteral nutrition: TPN），末梢静脈栄養（peripheral parenteral nutrition: PPN）の2種類があります．1969年に中心静脈栄養が報告され，実施研究は急増しましたが，PEGの普及および経腸栄養による多様な利点が報告されるに従い，慢性期における中心静脈栄養の役割も変わってきています．なお，在宅中心静脈栄養（home parenteral nutrition: HPN）も近年は実施されています．

現代では，経腸栄養の多様な利点〔例：長期管理が容易，腸管粘膜の萎縮の予防，バクテリアルトランスロケーションの予防，消化管生理機能の維持（消化管免疫，蠕動運動，消化管ホルモン分泌），家族の積極的な参加〕のため，外科手術直後から経鼻胃管による経腸栄養が実施されています．

一方，2009年のCochrane reviewで「進行期認知症患者への経管栄養は生存率を改善させない」[3]と報告されました．それをうけて，アメリカ老年学会に始まった「進行期認知症患者に経管栄養を推奨しない」という発言が日本にも波及し，「胃ろうは悪である」という社会的風潮が強まってきました．そして，胃ろう造設術の診療報酬が引き下げられた結果も相まって，日本における胃ろう造設件数は減少してきた一方で，経鼻胃管や中心静脈栄養が相対的に増えているという指摘もされています．

3-1-2　経鼻胃管の臨床的価値とジレンマ

前述のごとく，経口摂取による食事は人の基本的欲求の1つです．そのため，安易な人工栄養は慎むべきであり，嚥下機能評価に基づくリハビリテーションにより，十分な栄養摂取までは不可能でも，食べる楽しみとしての「食事」にも配慮することが大事です．一方，寝たきり状態の患者で，経鼻胃管や胃ろうにより「生かされている」患者が多くいるのも事実です．その背景には，患者の思いだけでなく，患者家族の多様な思い（患者に対する思い，年金など金銭的理由，親族の目，医療者との関係）があり，善悪を簡単に判断することはできない難しい問題なのです．

3-1-3　経鼻胃管の誤挿入に関連した事故は多い

経鼻胃管の誤挿入に関連した事故は非常に多く，誰もが1度は経験したことがあるのではないでしょうか？　日本における正確な件数は不明ですが，米国では年間約100万人が経鼻胃管留置を受けている一般的な処置です．チューブが，気管など誤った位置に留置された状態で栄養投与された場合，重篤な肺炎を起こす可能性があります．医薬品医療機器総合機構（PMDA），厚生労働省，日本看護用品協会など各種団体から，経鼻胃管の誤挿入への注意喚起や各種Q&Aが公開されています．また，日本医療機能評価機構では，医療事故情報収集等事業でも定期的に報告されています

3-1 経鼻胃管シミュレータ作成の背景

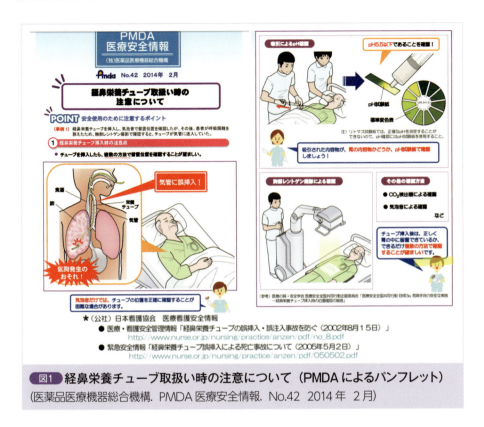

図1 経鼻栄養チューブ取扱い時の注意について（PMDAによるパンフレット）
（医薬品医療機器総合機構. PMDA医療安全情報. No.42 2014年 2月）

（2010年1月～2018年3月で98件が報告）．しかし，ここに報告される事例は稀です．ヒヤリハットレベルであれば，日常的に生じている問題です．

3-1-4 経鼻胃管の確認方法：複数方法による確認の推奨

　2014年2月にPMDAより「経鼻栄養チューブ取扱い時の注意について」という医療安全情報のパンフレットが通達されました **図1** ．チューブ挿入時の主な確認方法は以下になります．いずれにしても，**複数の方法で確認することが強く推奨されています**．また，初めて栄養チューブを挿入した時は，食道ヘルニアの有無や挿入困難性などの評価含めて1度は必ず胸部X線写真撮影を実施することが大事です．

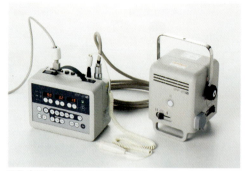 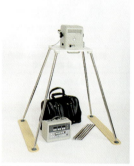

IPF-21N 携帯型X線撮影装置　　　　　　組立式保持装置
(キヤノンメディカルシステムズ株式会社)

図2 在宅医療で活用されるポータブルX線機器の例

- **空気注入による気泡音**：気管内にチューブが留置されている場合でも，気道内に喀痰など液体貯留がある場合には，気泡音が聴取されることもあります．
- **吸引液のpH**：胃液は通常「酸性」です．そのため，吸引液がpH 5.5以下であることをpH試験紙（注意：リトマス試験紙では正確なpHの測定はできない）を用いて確認します．しかし，胃酸分泌が低下している高齢者や，胃酸分泌を抑制する薬物（例：H_2ブロッカー，プロトンポンプインヒビター）を内服している場合は，胃液のpHが上昇するため，その判断には注意が必要です．
- **胸部X線写真撮影**：最も確実な方法です．医療機関内であれば，ポータブルX線を用いて確認することができますが，医療機関外の場合の実施は簡単ではありません．在宅医療でも実施できるポータブルX線機器も販売されており，その活用も広まってきています　図2 ．しかし，軽量化は進んでいますが，それでも数十キログラム程度の重さがあります．また，法的にも医師が訪問診療で活用できても，訪問看護で看護師が実施することはできません．なお，胸部X線写真であってもチューブ先端が横隔膜上にあるにもかかわらず，食道や胃内にチューブが位置していると判断してしまうことも稀にあるため注意が必要です．

3-1 経鼻胃管シミュレータ作成の背景

- **CO_2 排出器**: 気管挿管の確認にも使用されている方法です．呼気と胃内空気の CO_2 濃度の違いから，チューブの留置部位を想定します．しかし，消化管内にガスが多い寝たきり高齢者の場合など，その判断がしばしば困難となります．
- **その他の方法**: ポケットエコーを含むエコーの活用が期待されています．

3-1-5　経鼻胃管に対するエコーの検出精度

最近の研究では，エコーは胃管チューブの適切な位置確認において，優れた診断精度を有すると報告されています．確認できる場所は，主に2カ所（頸部食道，上腹部＝胃内）です 表1 図3, 4．

表1　エコーによる経鼻チューブの確認方法

1. 頸部食道で確認する方法
   ① 挿入した胃管チューブをエコーで確認する．
   ② 挿入した胃管チューブに空気を注入して，空気の反射をエコーで確認する．
   ③ 挿入した胃管チューブに生理食塩水を注入して，液体の反射をエコーで確認する．
   ④ 胃管チューブ挿入時のチューブの動きをエコーで確認する．

2. 心窩部（腹部食道〜胃内）で確認する方法
   ① 挿入した胃管チューブをエコーで確認する．
   ② 挿入した胃管チューブに空気を注入して，空気の反射をエコーで確認する．
   ③ 挿入した胃管チューブに生理食塩水を注入して，液体の反射をエコーで確認する．
   ④ 胃管チューブ挿入時のチューブの動きをエコーで確認する．

第❸章 PELS 経鼻胃管

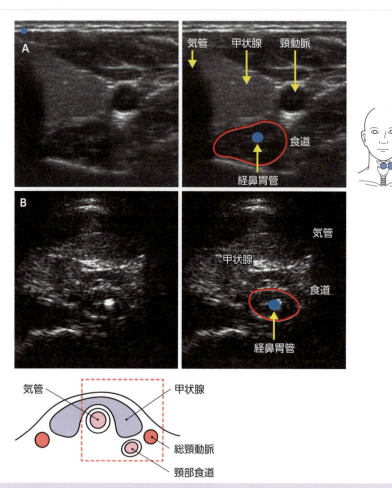

図3-1 頸部食道内に胃管チューブのエコー画像（表1の1-①）
（加藤博之, 監修. 小林 只, 著. ポケットエコー自由自在. 東京: 中外医学社; 2013. 駒形和典, 藪中幸一. エコーで行う「経鼻胃管の留置確認」. Expert Nurse. 2018; 34: 98 より）

3-1 経鼻胃管シミュレータ作成の背景

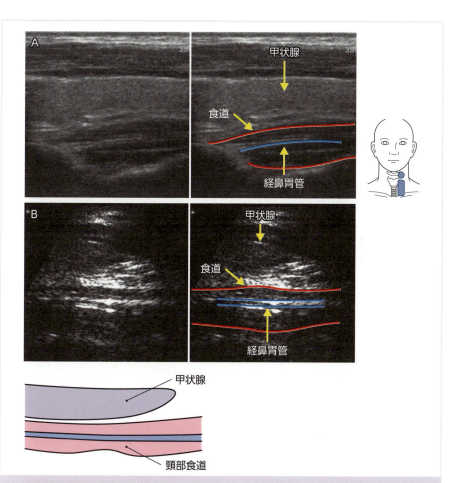

図3-2 頸部食道内に胃管チューブのエコー画像（表1の1-①）
（加藤博之, 監修. 小林 只, 著. ポケットエコー自由自在. 東京: 中外医学社; 2013. 駒形和典, 藪中幸一. エコーで行う「経鼻胃管の留置確認」. Expert Nurse. 2018; 34: 98 より）

第3章　PELS 経鼻胃管

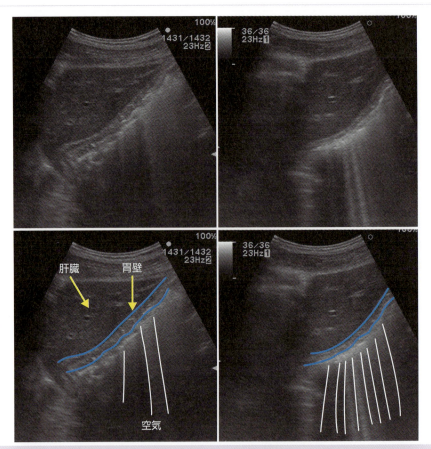

図4 心窩部（胃内）に空気注入によるエコー画像（表1の2-②）
（加藤博之, 監修. 小林　只, 著. ポケットエコー自由自在. 東京: 中外医学社; 2013より）

3-1 経鼻胃管シミュレータ作成の背景

　具体的には，2017 年の Cochrane review による「10 の研究，545 人の研究参加者，560 の胃管チューブ留置，単純 X 線と比較した精度検証」が解析され，以下と結論づけられました❹．

> 　評価された 10 の研究のうち，バイアス・リスクが低い研究は少なかった．限られたエビデンスに基づいたものではあるが，**エコーの単独では胃管チューブ留置の確認のためのテストとして不十分である**といえる．**しかしながら，単純 X 線が迅速に利用できないセッティングにおいて，誤留置された胃管チューブの検出のために有用といえるかもしれない**．エコーが胃管チューブの留置に用いられた場合の有害事象の可能性に対してさらなる大規模な研究が求められる．

　特に，単純 X 線が迅速に使用できない場所で，エコー評価のみによる診断精度を検証した 4 つの研究（314 人の研究参加者）では，感度の推定値は 91〜98％，特異度の推定値は 67〜100％でした．また，エコーと他の確認方法を組み合わせた 4 つの研究（305 人の研究参加者）では，感度の推定値は 86〜98％，特異度は 100％（信頼区間は広い）でした．つまり，感度は高い（胃管チューブが「ない」ことの確認精度は高く）が，特異度は実施者の慣れや技術に依存するという結論です．しかし，頸部食道におけるエコー評価方法自体も，標準化されてはいません．日本でも，駒形らは，ポケットエコーを用いた経鼻胃管の位置確認に関して，10 例の実施で全体では 100％（頸部 80％，心窩部 80％）の精度であると報告しました❺．

　このように，近年の画質が向上したポケットエコーにおいても，胃管チューブの位置確認への期待は高まっています．**特に，単純 X 線が利用できないセッティングにおいて，エコーによる確認は複数方法による確認手段の 1 つとして期待されています**．

　一方，頸部食道におけるエコー評価と，心窩部におけるエコー評価は，その実施時の難易度が大きく異なります．より容易に教育・学習ができる頸部食道における経鼻チューブのエコー確認方法を学習するためのシミュレータ（後述）を開発しました．

3-1-6 経鼻胃管に対するエコーの役割

　経鼻胃管に対するエコーの役割は，診断（確認）と情報共有です．

　診断（確認）の意味では，1）経鼻胃管挿入時の確認，2）経鼻胃管留置中の患者が，自己抜去していないか？と心配になった時の確認，3）経鼻胃管から食事や水分を注入する前の確認，などに活用できます．1）挿入時の確認に活用することが技術的に不安な場合は，まずは2）や3）のためにエコーを使ってみることをお勧めします．

　また最近のエコーは，タブレット端末のWi-Fi機能を用いた容易な情報共有を可能にしています（**第1章1-3**参照）．そのため，エコー画像・動画を電子カルテに添付することもできますし，後日検証することも可能です．過去に経鼻胃管の誤挿入があった患者の場合，その家族は「今回は大丈夫だろうか？」と心配しているものですが，画像・動画を一緒に見ることで，安心感にも役立つのです．

MEMO

3-2 やってみよう！　経鼻胃管エコー

3-2-1　使用するエコー機器

　今回は，頸部食道内に位置する経鼻胃管を確認します．その深さは 3〜5 cm です．そのため，リニアプローブを主に使用します 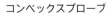．もし可能ならば上位機種エコーの画像で慣れておくと，ポケットエコーのリニアプローブでも十分に実施できるようになります．また，画像プリセットは，経鼻胃管モードが搭載されていない機種の場合は，「肺モード」を使用することがおすすめです．なお，浅部の解像度が優れたコンベックスプローブでも実施可能なこともあります 図5左．

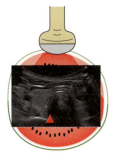
コンベックスプローブ
全体がよく見える

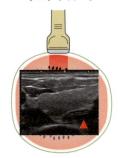
リニアプローブ
浅い部分が鮮明に見える

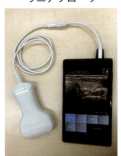
リニアプローブ
ポケットエコー Miruco
（日本シグマックス株式会社）

図5　使用するエコー機器
左：コンベックスプローブ（上位機種），右：リニアプローブ（上位機種）．
リニアプローブのほうが実施しやすい．

3-2-2 経鼻胃管シミュレータモデルの説明・エコー画像

　頸部食道における経鼻胃管エコーを実施する際の名称・呼称に関して，以下に示します 図6 ．また，プローブを保持する手と経鼻胃管を持つ手の関係，モニターを机やベッドなどに置くイメージを示します．

　経鼻胃管シミュレータは，ボディー（頭頸部の模型）と1つのキューブがあります 図6 ．また，シミュレータの構造としては，気管（緑色），食道（赤色），甲状腺（黄色），胸骨・鎖骨（白色）が埋め込んであります 図7 ．参考までに，頸動脈と頸静脈もキューブの外側に埋め込んであります．

　このキューブをボディーの陥凹部にセットし，注水部から水をキューブ内に入れます．食道内が水で満たされて，消化液や唾液で満たされた食道を再現します．また，シミュレータ頭部中にスイッチがあり，経鼻胃管チューブが食道に入るか，気管に入るかを変更できます．

3-2 やってみよう！ 経鼻胃管エコー

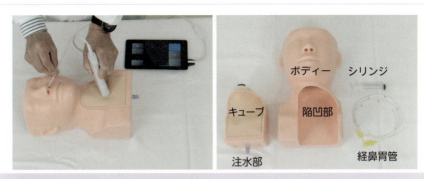

図6 経鼻胃管シミュレータの外観
キューブを陥凹部に入れることで，鼻から入れた経鼻チューブがキューブ内に入っていく．
キューブ内には，各種構造物が埋め込まれている（食道，気管，甲状腺，頸動脈など）．

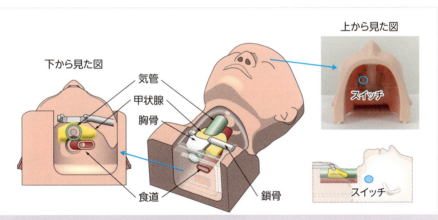

図7 経鼻胃管シミュレータの仕組み
シミュレータ頭部の中にスイッチがある．このスイッチで，経鼻胃管チューブが食道に入るか，気管に入るかを変更できる．

3-2-3 使用方法（経鼻胃管確認エコーの操作手順）

1）エコー機器の準備をする：必要な備品
　① エコーに電源を入れます．
　② エコーゼリーを準備します．
　③ 実施後にゼリーを拭くためのティッシュなどを準備します．
　④ 部屋の電気は必ずしも消す必要はありません．

2）プローブを当てる 図8, 9
　① 初めに，**左鎖骨**の位置を確認（この場合，可能なら指先 1 本でキチンと確認）します．そして，鎖骨の少し上方（頭側 5 mm 程度）にプローブを垂直に"まっすぐ"に当てます．この時，**頸部の左側に当てます**．この時，傾けたりせず，ズレたり，ねじれたりしないように，キチンと垂直に"まっすぐ"に当てることが重要です．また，食道が見えにくい場合は，鎖骨の裏をのぞき込むようにプローブを足側に扇操作すると描出しやすくなります．
　② 甲状腺の深部にある食道を確認します．
　③ 経鼻チューブを挿入します．基本的には横断像で食道内のチューブを確認します 図8 ．この時，確認が難しい場合は，チューブを愛護的に出し入れすることで食道内のチューブの動きを確認します 図8 ．【動画あり：食道内で白く写ったチューブが左右に動く様子が確認できます ▶①】．あるいは，シリンジを用いて空気や水を注入することでも確認できることがあります．また，食道の縦断像でチューブを確認することも可能ですが，エコー画像を食道の縦軸にしっかりと合わせるための扇操作が大事になります 図9 【動画あり：食道内で白く写ったチューブが左右に動く様子が確認できます ▶②】．

3-2 やってみよう！ 経鼻胃管エコー

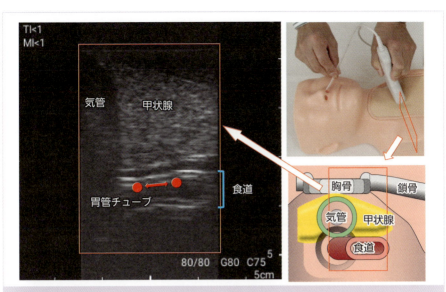

図8 経鼻胃管シミュレータモデル：食道横断像【動画あり ①】
左：ポケットエコーの画像，右上：シェーマ，右下：外観像（食道の水平断）
● ：食道内を動くチューブ（横方向）

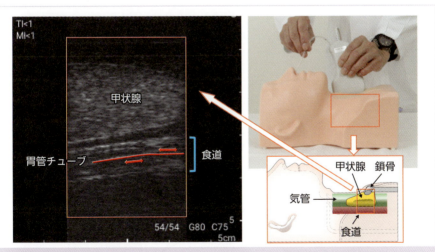

図9 経鼻胃管シミュレータモデル：食道縦断像【動画あり ②】
左：ポケットエコーの画像，右上：シェーマ，右下：外観像（食道の水平断）
― ：食道内を動くチューブ（縦方向）

3-3 症例

症例① 経鼻胃管，ちゃんと入ってる？ 入ってない？

82歳女性　主訴：経鼻胃管が入りにくい．要介護5

脳梗塞後の左半身完全麻痺，長期臥床による廃用症候群，繰り返す誤嚥性肺炎，慢性心不全，慢性腎臓病であり，在宅で訪問看護と訪問診療でケアをしています．1年前から経口摂取ができなくなり，現在は体調の良い時は話を聞く・うなずくなどのコミュニケーションはとれますが，食事の自力摂取は困難のため，経鼻胃管による人工栄養中です．なお，他界した夫が胃ろうだった思い出などもあり，胃ろうには消極的です．誤嚥性肺炎もときどき起きており，その間は皮下点滴による補液や抗菌薬投与などにより，患者と患者家族の希望を尊重して，可能な限り在宅医療で対応しています．ある日，経鼻胃管の定期交換の時期がきました．訪問看護師が訪問し，経鼻胃管の挿入準備をしました．手順に沿って挿入を行いましたが，入っていないような感じがします．前回交換するときも入っているか不安がありました．

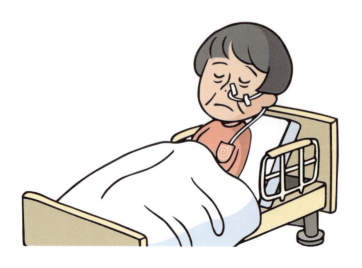

3-3 症例

> 注：一般的な要介護5の状態
> ・身だしなみや居室の掃除などの身のまわりの世話ができない．
> ・立ち上がりや片足での立位保持などの複雑な動作ができない．
> ・歩行や両足での立位保持などの移動の動作ができない．
> ・排泄や食事ができない．
> ・多くの不安行動や全般的な理解の低下がみられることがある．

 挿入中のチェック事項は何ですか？

 意識状態，呼吸数，脈拍，SpO_2 などのバイタルサイン，口腔内などでチューブがトグロを巻いていないか，むせている様子がないか，チューブの接続部から呼気が漏れてこないか，などです．

 チューブが挿入された場合に，どのような確認方法がありますか？

 胃液の吸引，吸引物のpH試験紙によるチェック，聴診法（胃管から空気をいれて胃の中に空気が入る音を聞く方法），X線写真による胃管位置の確認，などがあります．

 挿入されたか不安な場合はどのように対応しますか？

 挿入されたかはっきりとしない場合は医療機関受診でしょうか？

- 訪問看護という状況であれば，様々な方法で経鼻胃管の挿入確認を試みると思います．
- しかし，確実な方法はなく，誤挿入による"窒息"が起こるリスクがあります．
- また，交換のたびに医療機関を受診するのは，本人・家族ともに労力がかかります．
- エコーはこれらの現場の問題を改善する可能性があります．

1 症例①：実際にエコーをやってみよう

頸部食道内にチューブは確認できましたか？ 図10

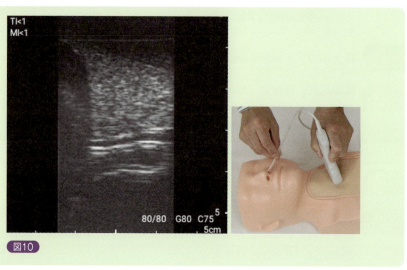

図10

2 症例①：解説

　今回は頸部食道内にチューブを確認できました．通常通りに，チューブを固定し，交換は終了しました．

　しかし，もしも頸部食道内に胃管挿入が確認できなかった，挿入後も確認できない場合は，誤挿入の可能性があります．その場合は，原因検索として，消化管疾患（例：胃がん，膵がん）なども考慮しなければいけません．在宅療養中の高齢者の場合，内視鏡検査などで精密検査が少なくなりがちなため，家族とも相談が必要です．

　現場で確実かつ安全に対応できることのメリットは小さくありません．それでも，受診して経鼻胃管の位置をX線で確認することが必要ならば，迷わず医師と連絡をとり，受診を検討してください．

3-3 症例

症例 ❶ まとめ

　エコーによる頸部食道における経鼻胃管確認のフローチャートを示します 図11 .

　経鼻胃管の挿入・交換のたびに医療機関を受診するのは，本人・家族ともに労力がかかります．エコーはこれらの現場の問題を改善する可能性があります．そこまで考慮して，それでも受診が必要ならば，迷わず受診していただくのは大事なことです．

まとめ エコーによる頸部食道における経鼻胃管確認のフローチャート 図11

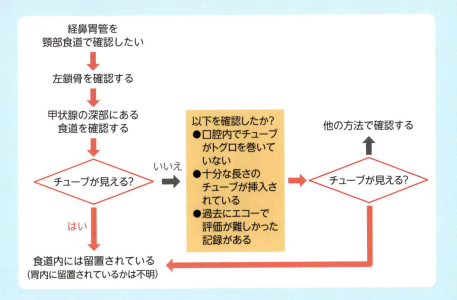

3-4 患者さんに実施する時の注意点

3-4-1 人の頸部食道エコー画像

　人の頸部食道のエコー画像を提示します．まず，**左鎖骨**を確認して，**左甲状腺の深部に食道を確認します** 図12 ．嚥下すると空気のハレーションが食道内を通過しますので，エコー画面上で食道の位置を確認しやすくなります．なお，シミュレータでも同様に，食道の層構造を認めます 図13 ．食道は気管のやや左側にあります．実際に経鼻胃管チューブが挿入されている状態の内視鏡写真では，左梨状窩にチューブが入っている様子が確認できます 図14 ．ポケットエコーでも頸部食道レベルで経鼻胃管は確認できます（ 図15 ）．

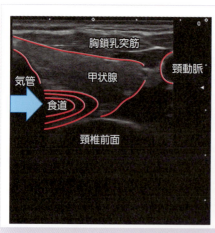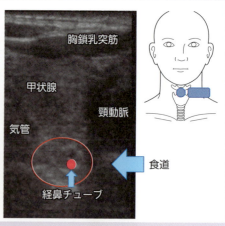

図12 甲状腺の深層に食道が見える
左：ポータブルエコー，右：ポケットエコー・リニアプローブ

3-4 患者さんに実施する時の注意点

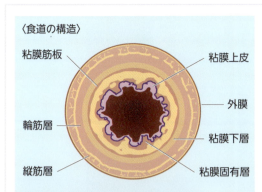

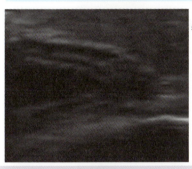

図13 食道の層構造
表層（上）より，赤（食道の漿膜：外層）→黒（線維層・筋層）→赤（筋膜・粘膜筋板）→黒（粘膜下層）→赤（粘膜上皮）

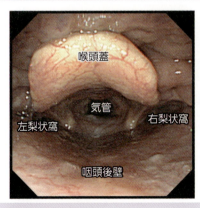
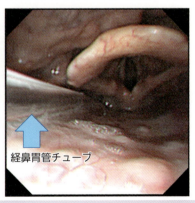

図14 内視鏡写真

第❸章　PELS 経鼻胃管

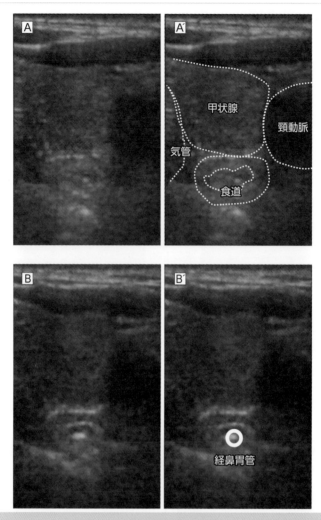

図15 ポケットエコーのリニアプローブによる頸部食道内の経鼻胃管の確認
経鼻胃管は食道内では，チューブ内の空気がハレーションを起こして白く（高輝度に）描出される．挿入中のチューブを軽く揺する動きをエコー画面上で評価することで，確実な食道内への挿入・留置を確認できる．
A：経鼻胃管挿入前，A´：A のイラスト，B：経鼻胃管挿入中，B´：B のイラスト

3-4-2 Q&A

つい，エコー操作に夢中になって，プローブで強く頸部を圧迫してしまいます．

プローブ操作は優しくゆっくり，プローブで強く圧迫しないようにしてください．頸部を強く触ることで，頸動脈に刺激が伝わり，迷走神経反射（例：血圧低下，徐脈，嘔気）を生じることがあります．また，気管への圧排刺激で咳嗽反射を誘発しないような注意も必要です．具体的な操作は，スライド操作 図16 ですので，練習しましょう．

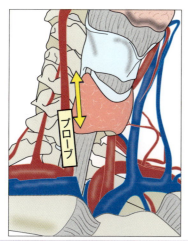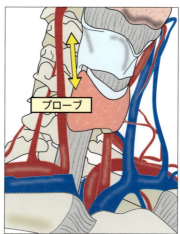

図16 頸部におけるプローブのスライド操作の練習

肥満体型の方ではうまく見えないことが多いのですが？

患者の体型によっては，少しプローブを頸部に押しつける必要があります．注意点として，高齢者では，頸動脈狭窄などが指摘されている患者の場合，強く頸動脈を圧迫することでプラークが剥がれて脳梗塞発症のリスクになります．心配な場合は，医師に頸動脈エコーなどの事前評価をお願いするとよいでしょう．エコー機器の「深さ（デプス）」や「フォーカス」を変更したり，別のプリセット（深部モードなど）に変更したりすると，よく見える場合があります．

痩せ型の方で，うまくプローブが当てられません．

エコーゼリーを多めに塗ることで，プローブと皮膚の間のスキマをなくします．そして，鎖骨の直上を意識して，できるだけ下方（足側）にプローブをあてることがポイントです 図17 ．

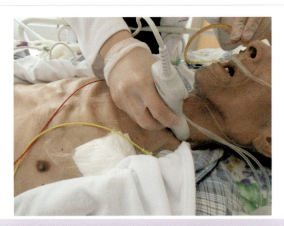
図17 痩せ型の患者でのプローブ操作

3-4 患者さんに実施する時の注意点

食道内で経鼻胃管の動きがよく見えません．コツはありますか？

経鼻胃管チューブを前後にゆっくりと動かしてください．動かすことで，チューブを視覚的に認識しやすくなります．また，チューブ内に液体や気体を注入することでチューブ自体が見えやすくなることもあります．また，食道の位置と頭頸部の位置関係も影響することがあります．頸部を右回旋させることで，食道自体が見えやすくなることがあります．

チューブが気管内に入っていると，どういう反応がみられますか？

① 咳き込み，② いくらでも空気が引ける，③ 発声が可能な患者でチューブ末端で呼吸音が聞こえる，④ 嗄声，などの所見がありますが，患者の状態によっては咳き込みが見られないことがあります．

なぜ，心窩部での気泡音の聴診だけの確認ではだめなのでしょうか？

チューブが気管や肺，食道に入っていても気泡音が聴診でき，誤挿入を防止することはできないからです．ほとんどの誤挿入の事故では気泡音が確認されています．そのため，PMDAでも複数の方法で確認することが推奨されているのです（図1 参照）．エコーはその確認方法の1つです．

エコーで評価するときに，普段の手順が変わるところはありますか？

エコーで確認する以外は，いつもどおりの操作とケアに努めてください．

【文献】

1) Walder AI. A historical review of the nasogastric tube. Surgery. 1962; 51: 407-14.
2) Gauderer MW, Ponsky JL, Izant RJ. Gastrostomy without laparotomy: a percutaneous endoscopic technique. J Pediatr Surg. 1980; 15: 872-5.
3) Sampson EL, Candy B, Jones L. Enteral tube feeding for older people with advanced dementia. Cochrane Database Syst Rev. 2009; (2): CD007209.
4) Tsujimoto H, Tsujimoto Y, Nakata Y, et al. Ultrasonography for confirmation of gastric tube placement. Cochrane Database of Syst Rev. 2017; (4): CD012083. 詳細にご興味ある方は、「コクラン＋超音波検査による胃管の位置確認」でキーワード検索すると日本語要約版もご覧いただけます.
5) 駒形和典, 他. 携帯型超音波装置を用いた経鼻胃管の位置確認の検討. 看護理工学会誌. 2018; 5: 52-7.

MEMO

第4章 PELS 誤嚥性肺炎

4-1 誤嚥性肺炎シミュレータ作成の背景

4-1-1 死因としての肺炎・誤嚥性肺炎

　肺炎により死亡する人のほとんどは65歳以上の高齢者です．そのため，その死亡数は高齢化により増加傾向にあり，2011年には日本人の死亡原因として脳血管障害を抜き，悪性腫瘍，心疾患に次いで第3位となりました．しかし，2012年以降，肺炎死亡数は統計上の数値として減少してきています．一方，現場で働く医療者の実感からは，誤嚥性肺炎はますます増えているのではないでしょうか？　明確な理由は不明ですが，以下が指摘されています．

① **統計上の死因としての"誤嚥性肺炎"は実は新しい**
　2017年に初めて国際疾病統計分類（ICD-10）で独立しました（厳密には"その他の呼吸器疾患"からの独立）．それまでは，死因としての誤嚥性肺炎は，"肺炎"や"その他の呼吸器疾患"に分類されていました．2018年6月に改定されたICD-11でも同様に分類されています．

② **誤嚥性肺炎の診断基準の問題**
　国際的にも臨床現場において運用されている誤嚥性肺炎の診断基準は定まっていません．最も一般的な定義とされる，ICD-10で定義される誤嚥性肺炎は「厳密には，食物・吐物・胃液・血液などの誤嚥による化学性の肺臓炎 aspiration pneumonitis（つまり，細菌性の肺炎のことではない）」です．一方，日本では「成人院内肺炎診療ガイドライン

第4章　PELS 誤嚥性肺炎

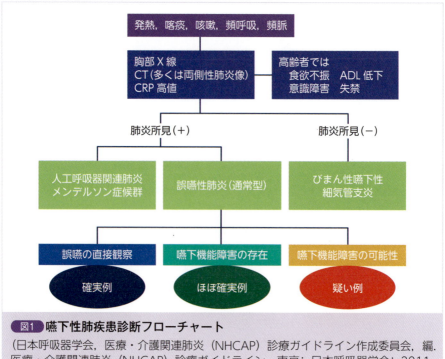

図1 嚥下性肺疾患診断フローチャート

(日本呼吸器学会, 医療・介護関連肺炎 (NHCAP) 診療ガイドライン作成委員会, 編. 医療・介護関連肺炎 (NHCAP) 診療ガイドライン. 東京: 日本呼吸器学会; 2011. p.34❷)

2008❶」で提示されている基準を元に,「医療・介護関連肺炎診療ガイドライン2012❷」および「成人肺炎診療ガイドライン2017❸」において,「嚥下障害ならびに誤嚥が証明された (あるいは, 強く疑われた) 症例に生じた肺炎を誤嚥性肺炎とする」と定義され, そのためのフローチャートが提示されています 図1 ❷. 具体的には, 誤嚥が明らかな場合, あるいは嚥下機能低下が診察・検査で確認された場合, 胸部X線写真で肺炎像を確認することで診断します. また, 血液検査による, 白血球増加や炎症反応亢進も重要な所見です. 寝たきり状態の高齢者など, 誤嚥性肺炎の高リスク患者で肺炎が発症した場合に, 特に鑑別疾患として考慮する必要があります. そして, 嚥下機能障害をきたしやすい病態 (例: 脳血管障害, 神経変性疾患, 認知症, 寝たきり状態, 鎮静薬・睡眠薬などの薬剤性) の把握が大切であると提示されています.

③ 死因は必ずしも客観的に判断されない（老衰？　誤嚥性肺炎？）

　死因を決定するのは医師です．例えば，1年に1回誤嚥性肺炎を反復しながら，在宅医療や地域で長期間にわたって診療してきた医師は，最後の死因を「老衰」とする傾向にあります．一方，長期療養が続いていたとしても死因につながった最後の誤嚥性肺炎のみを担当した医師（例：救急病院，高次医療機関）は，その死因を「誤嚥性肺炎」あるいは「敗血症」のように医学的に診断する傾向もあります．事実，死亡時点の年齢が高齢であるほど，直接的な医学的死因はなんであれ，「老衰」と診断されるのは，臨床現場においては，家族との関係性を考慮しても，ごく自然なことです．

④ 病院外での看取りの増加

　誤嚥性肺炎患者のすべてを医療機関で加療することは困難であると指摘されています．そして，平成25年より「病院から在宅・地域へ」というテーマのもとに病床機能再編が推し進められています 図2 ．急性期病棟を減らし，長期療養病棟，介護院，在宅医療を推進してきました．しかし，誤嚥性肺炎の患者すべてに在宅医療で対応するのが困難であることも指摘されています．人口動態統計からは医療機関内での死亡割合は2005年の82.4％をピークに，2016年には75.8％に減少しています．一方，在宅の看取り（自宅＋施設）は，2016年では22.2％まで増えています．死亡場所における1％の変化は，人口で言えば約1万人の変化に相当します．上記③と同様に，在宅での看取りは，誤嚥性肺炎という医学的理由よりも「老衰」が選ばれる傾向にあります．

第4章 PELS 誤嚥性肺炎

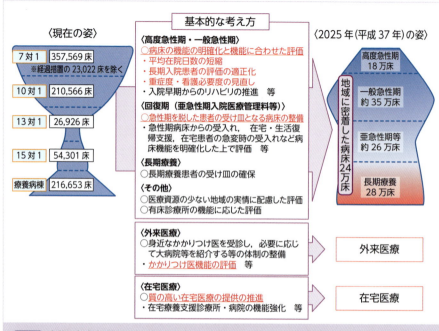

図2 次期診療報酬改定における社会保障・税一体改革関連の基本的な考え方（概要）
（平成25年9月6日 社会保障審議会 医療保険部会・医療部会）

4-2 嚥下・誤嚥，肺・呼吸の基本知識

4-2-1 嚥下の機能解剖

摂食・嚥下は，「食べ物を認識し，口に運び，噛み，飲み込む」という一連の過程を指します 図3 ．摂食・嚥下は，① 先行期，② 準備期，③ 口腔期，④ 咽頭期，⑤ 食道期に分けられます．

一般に嚥下は③から⑤ですが，随意嚥下と不随意嚥下では協調運動が異

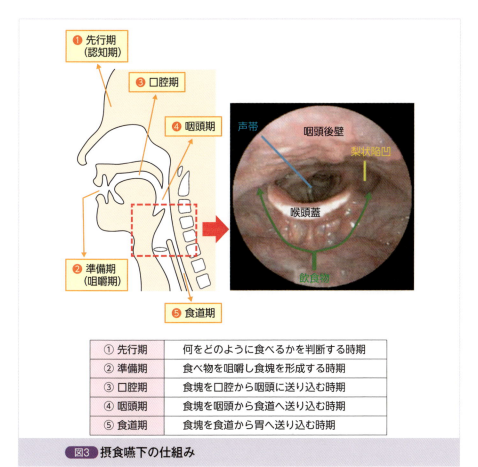

① 先行期	何をどのように食べるかを判断する時期
② 準備期	食べ物を咀嚼し食塊を形成する時期
③ 口腔期	食塊を口腔から咽頭に送り込む時期
④ 咽頭期	食塊を咽頭から食道へ送り込む時期
⑤ 食道期	食塊を食道から胃へ送り込む時期

図3 摂食嚥下の仕組み

なることは重要です．

① 先行期は，これから摂食する食物の性状を認知することにより，食べ方・唾液の分泌・姿勢調整といった摂食に必要な準備を整える過程です．先行期では，認知機能，食欲，唾液分泌，視力・視野，嗅覚，などが関係しています．

② 準備期は，食物を口腔内へ取り込んでから，嚥下に適した食塊にする時期です．食物は口唇運動・歯・顎運動を利用して口腔内に取り込まれます．取り込まれた食物は舌により上下の歯の間に置かれ，下顎の運動により粉砕・すり潰されます．歯の外側と頬粘膜の密着と口唇の閉鎖により口腔前方と口腔外への食物流出は防がれ，唾液と攪拌されます．嚥下に適した状態になった食物は，舌尖と舌縁が硬口蓋に密着してできた舌中央の陥凹部に集められ，食塊になります．準備期では，歯牙の状態，味覚の低下，唾液分泌，咀嚼力，舌運動などが関係しています．

③ 口腔期は，舌の随意運動により食塊が口腔から咽頭へ移動する過程です．食塊は舌背中央に置かれると舌尖・舌縁で硬口蓋に密着され，舌根挙上，舌根と軟口蓋の接触，続いて舌口蓋弓の収縮が起こり，口峡部（口腔と中咽頭の間）が遮断されます．その後，口唇，頬部の緊張が高まると，舌は舌背の前端から硬口蓋に押しつけるように順次挙上することで，食塊は後方に移動します．食塊の後方に移動すると，舌根部は前下方に移動，軟口蓋は後上方へ挙上して上咽頭が遮断され，口峡部が開放されることで食塊は咽頭に送り込まれます．口腔期では準備期と同様に，歯牙の状態，味覚の低下，唾液分泌，咀嚼力，舌運動などの関与に加え，上咽頭，中咽頭，なども関係しています．

④ 咽頭期は，嚥下反射によって起こる不随意運動で，咽頭に入った食塊が食道入口部を通過するまでの過程です．脳の嚥下中枢によりパターン化されたきわめて高い再現性がある短時間の不随意運動ですが，食塊の性質，量などにより微調整が行われています．食塊が舌により口腔後方から咽頭へ移動すると，軟口蓋挙上による鼻腔と咽頭の閉鎖，舌骨・喉頭挙上による食塊通過，喉頭蓋による気管の防護，一時的な呼吸停止（声門閉鎖など），咽頭の収縮と食道入口部の開大（輪状咽頭筋の弛緩など）などの一連の嚥下反射が起こり，食塊が食道へ移ります．咽頭期では，嚥下反射に関与する神経系，嚥下に関わる筋群，などが関係しています．

⑤食道期は，食道入口部から胃までの蠕動運動と重力による食塊移動をふくむ過程です．食道上部には上食道括約筋があり咽頭側への逆流を防ぎ，食道下部には下食道括約筋があり胃から食道への逆流を防いでいます．消化管蠕動運動，食道と胃の間にある括約筋，食道の弾性力，などが関与しています．

また，①から④までは嚥下自体に集中することで随意運動としての実施も可能です．一方，好きな食べ物を食べている時，会話やテレビに夢中になっている時は，②から⑤まですべてが不随意運動として実施されます．そのため，嚥下機能評価をする場合は，評価している嚥下運動が随意運動としての嚥下か，不随意運動としての嚥下かの区別を意識することが重要です．一般的に，四肢運動でも姿勢などにおいても，随意運動よりも不随意運動のほうが脳機能としての協調運動は巧く実施できることが知られています．多くの嚥下造影検査や嚥下内視鏡検査は，「飲んでください」という指示に従った随意嚥下運動を評価しています．この検査で誤嚥を認めても，好きな食べ物（例：お寿司）であれば，食べられるという現象もあります．その理由の一因としては，意識がお寿司自体や，お寿司をつかむ手先などに集中し，嚥下自体は随意よりも不随意運動として，協調運動がスムースに実施されることが考えられています．

第4章 PELS 誤嚥性肺炎

コラム 摂食嚥下関連エコー 図A, B

　エコーによる摂食嚥下評価の歴史は古く，舌運動に関する内容は1920年に報告されています．以後，舌の形態と運動，オトガイ舌骨筋の形態と運動，舌骨運動，顎舌骨筋，喉頭の挙上などの様々な評価方法が提唱されてきました．舌運動の評価は，嚥下造影検査や嚥下内視鏡検査などでは評価しにくいため，初学者でも実施しやすい可能性があるエコーの活用が期待されています．そのほか，エコーにより声帯の動きをみることで反回神経麻痺の有無を評価する方法や，舌圧評価として舌と口蓋の空気層などを評価する方法も試みられています．ここでは，エコーを使用した嚥下時の舌圧評価の導入を紹介します．

　嚥下口腔期の口蓋への充分な舌圧は嚥下機能にとって重要ですが，その評価方法は確立されていません．図Bをご覧ください．エコーで観察すると，嚥下時に舌と口蓋が充分に接している場合は，舌表面が不鮮明になります（不連続な白いラインがわかりにくくなる）．しかし，舌の押し付けが不十分な場合は，舌と口蓋の間に空気層があるため，舌表面に鮮明な白い

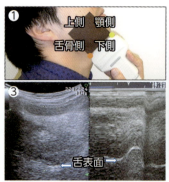

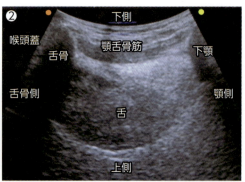

図A 嚥下評価のためエコー
①：外観像・エコー画像との関係，②：B mode 画像，③：M mode 画像
(参照：小林　只．嚥下摂食，サルコペニアにもエコーの時代，みんなが現場で使いこなせ！ In: 古屋　聡，編．多職種で取り組む食支援：急性期から看取りまで 僕なら私なら「こう食べていただきます！」．東京：南山堂；2017. p.100-5.)

4-2 嚥下・誤嚥，肺・呼吸の基本知識

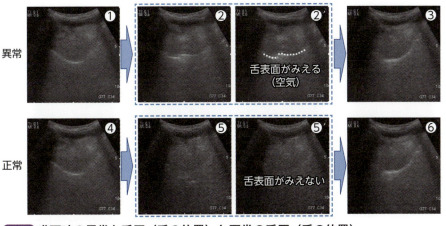

図B 嚥下時の異常な舌圧（舌の位置）と正常な舌圧（舌の位置）
異常 ①：嚥下前，②：嚥下中，②'：Bのイラスト，③：嚥下後
正常 ④：嚥下前，⑤：嚥下中，⑤'：Eのイラスト，⑥：嚥下後
（参照：小林 只．嚥下摂食，サルコペニアにもエコーの時代，みんなが現場で使いこなせ！ In: 古屋 聡，編．多職種で取り組む食支援：急性期から看取りまで僕なら私なら「こう食べていただきます！」．東京：南山堂；2017. p.100-5.）

ラインが見えます．経験上，嚥下障害に対して特異度が高い評価方法と予想しています．今後検証されることが期待される方法の１つです．

4-2-2 誤嚥の病態生理

口から食道へ入るべきものが気管に入ってしまうことを誤嚥(ごえん)と言います．誤嚥すると，むせる，咳き込むといった症状が出ますが，気道を守る反射（気道防御反射）が低下している場合には，誤嚥をしてもむせないことがあり，肺炎を引き起こしやすくなります．誤嚥は，さまざまな病態が原因となって生じます 表1．

また，加齢性変化により摂食嚥下機能は低下し，誤嚥を生じやすくなります．摂食嚥下の先行期では，認知機能の変化，食欲低下，唾液分泌の低下，視力・視野変化などの影響が生じます．準備期・口腔期では，歯牙欠損，う歯の増加，味覚の低下，唾液分泌の低下，咀嚼力の低下，舌運動の低下などの影響が生じます．咽頭期では，神経系の機能低下，嚥下関連の筋群の機能低下，嚥下反射の遅延・低下，などの影響が生じます．食道期では，消化管蠕動運動低下，食道括約筋の緩み，食道の弾性力低下，などの影響が生じます．これらに，心肺機能をふくむ全身の機能低下が加わると，軽度の誤嚥でも重篤な誤嚥性肺炎を引き起こすことになります．

表1 誤嚥をきたしやすい病態

意識変容
アルコール依存，てんかん，頭部外傷，全身麻酔，薬物過剰摂取
口腔・食道・胃疾患
口腔疾患：義歯不良，口腔乾燥症，腫瘍，外傷 食道疾患：狭窄，憩室，腫瘍，気管食道瘻，アカラシア，ヘルニア 胃疾患：胃切除後，胃食道逆流性疾患，胃排泄障害
神経疾患
脳梗塞，脳出血，脳炎，多発性硬化症，パーキンソン病，重症筋無力症，ALS，筋ジストロフィー，筋炎，多系統萎縮症，認知症など
正常防御機構の機械的な破綻（主に医原性）
経鼻胃管，気管内挿管，気管切開状態，上部消化管内視鏡，気管支鏡
その他
長時間の嘔吐，過多の経管栄養，過度の痩せ，長時間の臥床（寝たきり），多量の腹水，イレウス，声帯麻痺，睡眠薬常用，うつ病

摂食嚥下リハビリの現状

　2011年の医療・介護関連肺炎診療ガイドラインに誤嚥性肺炎患者に対する摂食嚥下リハビリテーション（摂食嚥下リハ）の必要性が明記されてからは，その予防や治療における摂食嚥下リハのニーズは高くなっています．2016年以降の論文では，誤嚥性肺炎の患者に「早期経口摂取」，「禁食回避」が機能維持に有効であると報告されています．そのため，誤嚥性肺炎の患者に摂食嚥下リハを早期に始め，口から食べることを支援することは治療に必須のケアとなってきています．

　一方で，状態の悪い患者にどのように介入するか，摂食嚥下リハをいつまで行えばいいのか，いつまで口から食べさせられるのか，終末期に向かい始めている患者を前に医療者が悩む場面は確実に増えてきています．さまざまな食事の工夫や医療者の知識・技術だけでは，摂食嚥下機能が著しく落ちた，あるいは落ちてきている患者の経口摂取を支え続けることは困難です．

　現在の摂食嚥下リハは，単なる摂食嚥下に関わる運動機能の訓練だけではなく，口腔ケア，原疾患の治療，ポリファーマシーの問題解決，栄養ケア，生活機能のケア，家族支援など，食べることを支援できる体制とそれに必要なケアすべてを含んでいます．悩みながらも「最期まで患者にケアを続けるための活動」そのものと言えるかもしれません．

4-2-3 肺・呼吸の機能解剖

　人の体に存在する数十兆個の細胞が働き続けるためには，呼吸によって空気から酸素を取り込み，同時に二酸化炭素を放出することが不可欠です．この生存に不可欠な呼吸に関係する呼吸器系には，空気の通り道となる上気道（鼻腔，咽頭，喉頭）・下気道（気管，気管支），ガス交換や代謝の場である肺があります 図4 ．

　上気道は，鼻腔，咽頭，喉頭で構成されています．消化器系に属する口腔も上気道としての役割を持っています．

　下気道は，気管および気管支で構成されています 図4 ．気管は肺へと伸びる筋組織と軟骨組織でできた管です．気管分岐部より先を気管支とよびます． 図5左 を確認ください．左右の気管支を比較すると，右主気管支は左主気管支よりも短く，傾斜角度も小さいために誤飲・誤嚥した物は右肺に到達しやすいです．次に 図5右 を確認ください．気管支の終末部である呼吸細気管支は肺胞構造が出現しはじめるためにガス交換の場として区分されることが多いです．

　肺は，胸部の左右に位置し，骨と付随する呼吸筋などで構成される胸郭内にあります．肺は臓側胸膜に，胸郭の壁（胸壁）は壁側胸膜におおわれています．胸膜の間である胸膜腔には正常時でも10～20 mLの胸水で満たされています．胸水は摩擦から肺を守り，呼吸運動がスムースにできるよう助けています 図6 ．

　右肺は，上葉・中葉・下葉の3つ，左肺は上葉・下葉の2つのブロック（葉）に分けられています 図7 ．右肺の上葉と中葉の裂隙を水平裂（副葉裂，マイナーフィッシャー），左右肺の上葉と下葉の裂隙間を斜裂（主葉裂，メジャーフィッシャー）といいます．肺葉はさらに肺区域に分けられています．右肺は10区域，左肺は8区域に分けられ，それぞれの肺区域には区域気管支とよばれる支配気管支があります．肺の内部には，気管支のほかに肺動脈と肺静脈が通っています．二酸化炭素を多く含んだ血液が心臓から送り込まれる肺動脈は，気管支に沿って走り，気管支と同様に分岐しています．酸素を多く含んだ血液を肺から送り出す肺静脈は，肺動脈の間を走行して心臓の左心房へとつながっています．

　大気中の酸素が最後にたどり着くのが，肺の末梢の肺胞です 図8 ．呼

吸により肺胞に空気が入りますが，空気が入っている部分以外（つまり，ガス交換などの機能をもつ部分とそれを支える部分）を間質あるいは肺胞壁とよびます．肺胞の周りには細かい血管（毛細血管）が張り巡らされており，休むことなく酸素と二酸化炭素の入れ替え作業が行われています．

生存に不可欠の呼吸に関係する気道には様々な防御機能が備わっています 図9．

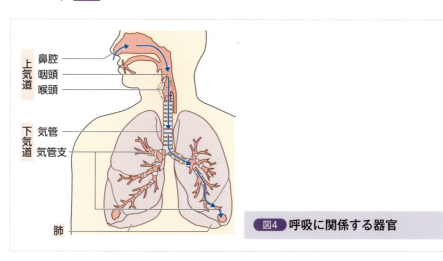

図4 呼吸に関係する器官

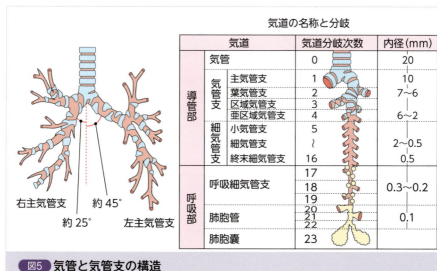

図5 気管と気管支の構造

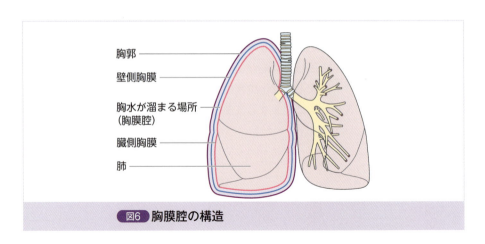

図6 胸膜腔の構造

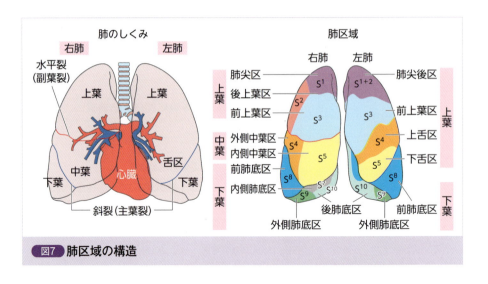

図7 肺区域の構造

4-2 嚥下・誤嚥，肺・呼吸の基本知識

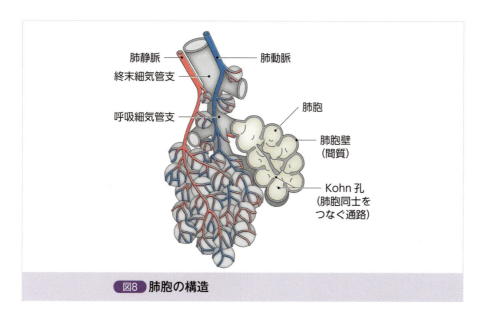

図8 肺胞の構造

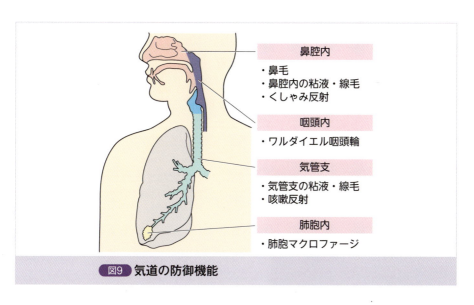

図9 気道の防御機能

4-3 誤嚥性肺炎の概説

4-3-1 誤嚥性肺炎の病態生理

　誤嚥性肺炎は，鼻・口腔・咽頭の細菌，食物，水分，胃酸，吐物，その他異物が肺に入ることにより引き起こされる肺炎の呼称です．誤嚥性肺炎の病態は，化学性肺臓炎（chemical pneumonitis），細菌感染（bacterial infection），気道閉塞（airway obstruction）の3つの病態がオーバーラップしていることが特徴です．

① **化学性肺臓炎（chemical pneumonitis）**：主に胃酸・逆流した胃内容物により起こる化学性肺臓炎（chemical pneumonitis）は，誤嚥した内容物の量が多い場合や内容物のpHが低いほど肺障害の程度は強くなります．誤嚥性肺臓炎，メンデルソン症候群とも言われます．胃酸・逆流した胃内容物により，数分で無気肺，気管支周囲の出血，肺の浮腫性変化などを起こし，数時間で肺胞腔は好中球とフィブリンで満たされ炎症が進行します．急性呼吸促迫症候群（ARDS）を起こすこともあります 図10．高熱はあまり出ませんが，チアノーゼ，呼吸数・脈拍数増加，広い範囲の肺野にクラックル（crackles）が聴取されます．胸部単純X線では広い範囲に浸潤影を認めます．

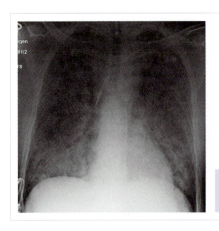

図10 急性呼吸促迫症候群（ARDS）の胸部X線

② **細菌感染（bacterial infection）**：鼻・口腔・咽頭や胃などの細菌を誤嚥することによって発生する細菌感染（bacterial infection）が原因の誤嚥性肺炎は多いです．鼻咽頭などの上気道の嫌気性菌などが主な起炎菌となります．感染による誤嚥性肺炎は，起炎菌によって発症まで時間や症状が異なります．一般的に起炎菌として多い嫌気性菌による誤嚥性肺炎は数日から数週間で緩徐に発症し，発熱・咳嗽・喀痰増加に加え，体重減少や貧血を起こし，悪化すれば肺膿瘍や胸水を伴うこともあります．黄色ブドウ球菌やグラム陰性桿菌などが起炎菌となる場合は症状出現までが早いです．胸部単純Ｘ線では肺野あるいは肺区域ごとに浸潤影を認めます．典型的には，肺胞内で増殖した細菌や反応により出現した浸出液などはKohn孔を通じて隣接する肺胞内にも移ります 図11 ．また肺胞の炎症などにより胸水も出現します．その肺胞内変化は画像では 図12 のように見えます．

③ **気道閉塞（airway obstruction）**：食物・吐物・その他異物による気道閉塞（airway obstruction）は，致死的になります．気道閉塞による低酸素血症だけではなく，一時的な肺水腫，肺コンプライアンスの減少が起こる場合もあります．胸部単純Ｘ線では通常は異常を認めません．

第**4**章　PELS 誤嚥性肺炎

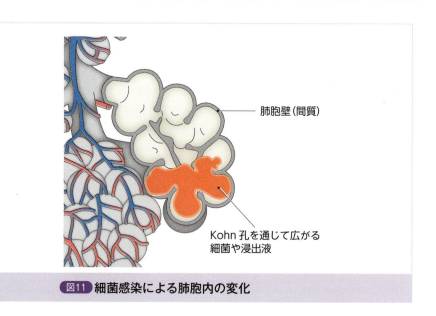

図11　細菌感染による肺胞内の変化

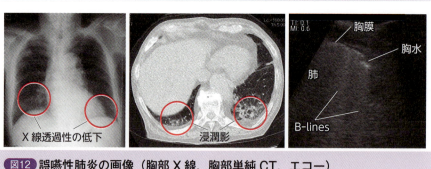

図12　誤嚥性肺炎の画像（胸部 X 線，胸部単純 CT，エコー）

4-3-2 誤嚥性肺炎の診断

　誤嚥性肺炎の診断は，医療現場においては一般的に，「37.5℃以上の発熱，喀痰などの気道症状の増悪，酸素飽和度の低下」から肺炎を疑います．つまり，**「咳と痰が増えてきて，ちょっと熱もでてきました」という状況で疑う**ということです．そして，医療機関では，胸部診察（クラックルなど呼吸音の異常），酸素飽和度（SpO_2），採血（CRP高値，白血球数増加），喀痰グラム染色・培養，単純X線写真やCT（気管支壁肥厚，肺胞浸潤影）を確認することで診断します．

　しかしながら，誤嚥性肺炎には国際的に統一された明確な診断基準はありません．欧米などでは，誤嚥性肺炎を起こした際に細菌感染（あるいは細菌の産生物による炎症）があれば誤嚥性肺炎（aspiration pneumonia），細菌感染なく化学的反応による肺障害が原因の場合を誤嚥性肺臓炎（aspiration pneumonitis）と分類しています．日本の診断基準には含まれていませんが，細菌感染症の有無に注目することは重要です．

　誤嚥性肺炎の診断自体にも注意が必要ですが，日本において一般的な診断基準である「嚥下障害ならびに誤嚥が証明された（あるいは，強く疑われた）症例に生じた肺炎」[2]に準じて以下説明していきます．日本の診断基準では，胸部単純X線写真検査または胸部単純CTは必須項目となっています．

　まず肺炎の診断基準は以下，①かつ②を満たすことです．

① 胸部X線または胸部CT上で肺胞浸潤影を認める．
② 37.5℃以上の発熱，CRP異常高値，末梢血白血球数9000/μL以上，喀痰などの気道症状のいずれか2つ以上が存在する．

① 胸部X線または胸部CT上で肺胞浸潤影を認める（図12 参照）

　実は，胸部X線写真による判断は難しいことが報告されています．終末期の寝たきり状態の高齢者では，立位P→A写真を取ることは困難であり，仰臥位A→Pあるいは半坐位A→Pで撮影することが多いです．このような状況で胸部CTを基準にした単純X線写真の診断精度は，「感度32〜65%，特異度74〜93%」と報告されています[2]．つまり，

単純X線写真で評価しても，肺炎患者3人のうち1～2人は見逃される（偽陰性）ことを意味します❹．また，本当は肺炎ではない患者でも，4～14人に1人は肺炎と誤って診断してしまう（偽陽性）ことを意味します．CTは診断精度が高いですが，どこでも実施できる検査ではありません．もちろん，CTであっても陳旧性の肺炎像か，新しい肺炎像か判断に苦慮する場合もあり，**その患者の過去の画像と比較することが大切になります**．

② **37.5℃以上の発熱，CRP異常高値，末梢血白血球数 9000/μL以上，喀痰などの気道症状のいずれか2つ以上が存在する**

　要するに「熱が上がってきて，咳と痰が増えてきた状態」のことです．他には，呼吸数の増加，SpO_2の低下，胸部診察所見（クラックルの有無）なども参考になります．

　肺炎の診断に特に有用な身体所見は，頻呼吸と肺野の断続性ラ音（クラックル）です．80歳以上の高齢健常者では，呼吸数平均が20回/分（95%信頼区間で10～30回/分）という報告があります❺．つまり，通常頻呼吸とされる基準の20回/分は適応できません．**継続的に加療している医療者や家族による「いつもよりゼーゼーいっている，呼吸が荒い，速い」というような患者個人における呼吸数の変化**に注目することがポイントとなります．

　しかしながら，在宅や医療機関外など，単純X線写真やCTが実施できない現場では，「経験的」に誤嚥性肺炎の見立てと治療が行われる傾向にあります．簡易採血，ポータブルX線検査も近年は使用可能ではありますが，その場で結果が確認できることは稀です．そのため，エコーが注目されています（4-5 参照）．

4-3-3 誤嚥性肺炎の治療

　オーバーラップした病態をふまえた誤嚥性肺炎の治療の基本は，「酸素投与，補液，抗菌薬，喀痰排出（ドレナージ）」です．補液と抗菌薬は，内服・胃管投与・経静脈投与・皮下投与などの方法があります．

- **酸素投与**：酸素投与は SpO_2 低下に応じて行われます．意識状態不良，嘔吐を繰り返す，などの場合は，マスクを用いることで窒息の可能性があるため，誤嚥性肺炎を発症した原因疾患の状態を確認した上で酸素投与を行うことも重要です．酸素ボンベの軽量化・携帯化により，在宅酸素などが医療機関外でも使用が進んでいます．しかし，保険適応の範囲が課題です．

- **補液**：肺炎のために食事摂取を中止すること自体は賛否両論がありますが，明らかな誤嚥性肺炎の場合は，さらなる誤嚥を防止する意味でも「食事を止める」，少なくとも「食事摂取形態と量の調整」がされることが多いです．発熱などによる身体の消耗の影響も考え，補液（点滴，経鼻胃管投与）の実施が考慮されます．補液実施する場合は，原疾患に応じて管理すること，浮腫や気道分泌物が増加しない程度に管理することが重要と言われています（肺炎による炎症と低タンパク・低栄養による体液貯留などが関与しているため）．

- **抗菌薬**：原因とする細菌を可能な限り同定して，適切な抗菌薬の使用が大事です．細菌感染がある場合には抗菌薬は必須です．一般的には7日間使用されます．多くの場合は，口腔内常在菌に関係します．医療機関外でも喀痰のグラム染色や培養検査を行うことが理想ではあります．しかし，手間や検査結果までの手間・時間・コスト（院内検査ができない環境のほうが多く，少なくとも患者の自宅では実施困難であることは稀ではありません．訪問診療ならともかく，訪問看護や施設での治療となると，検査などの医療行為自体のコスト請求上の問題も大きい）を考えると，現実と理想のギャップは大きいのです．1日1回の抗菌薬点滴投与の場合，セフトリアキソン（ロセフィン®）の静脈投与か皮下投与が選択される傾向にあります（腎機能低下がある高齢者では他抗菌薬も有用）．なお，当初は誤嚥による細菌感染が疑われた患者さんで，結果的に化学性肺臓炎（細菌感染がない）とわかった場合は，数日（多くは48

～72時間）して抗菌薬を中止することもありますが，その判断はしばしば困難です．
- **喀痰排出**：体位ドレナージは，在宅でも医療機関でも，どこでも実施可能であり，非常に大事な治療・ケアです．吸引は，口腔内・気管内の吸引気道分泌物，逆流した胃内容物，食物，吐物，その他異物を可能な限り除去することで，気道閉塞や細菌による感染を防ぎます．誤嚥性肺炎を発症した原因疾患の状態を確認した上で吸引を行うことも重要です．

　また，入院適応の判断も必要です．**一般的に，"医学的な"入院適応は「酸素投与，点滴による補液，点滴による抗菌薬投与」のうち1つ以上がある時**と理解されています．しかし，特に終末期で在宅ケアをしている場合では，どこまで在宅で治療するのか，どこから医療機関に紹介して入院治療するのか，そもそもの治療方針・ケアのプランニングを関係者間で十分に話しておくことが大切です．今回の誤嚥性肺炎は，治りうるものなのか，終末期肺炎として経過を見るべきなのか，この判断基準に客観的なものはありません．担当する医師・看護師の診療技術，医療機関の規模や対応可能な範囲，医療者と家族の関係性など，現場の判断には多様な因子が関係しています．例えば，集中治療が専門の医師が担っている在宅医療では，高度な処置（例：人工呼吸器管理，携帯気管支鏡による喀痰吸引，胸腔ドレナージ，中心静脈栄養やPEGなどの人工栄養）が実施され，「在宅ICU」とよばれていることもあります．しかし，終末期医療において最も大切なのは，「関係者の心情的納得」だと思います．終末期の積極的補液（1000 mL/日以上の補液）は苦痛緩和や延命に寄与しないという報告もある一方で，持続皮下注射によるモルヒネ（鎮静薬），時にラシックス®（利尿薬）・ステロイドも含む，の投与，あるいは「これら薬剤投与も含めた，1日500 mLの1本点滴（経静脈投与，皮下投与）」なども現場ではしばしば実施されています．

4-4 誤嚥性肺炎とエコー

4-4-1 誤嚥性肺炎に対するエコーの精度

　誤嚥性肺炎に対する典型的な検査画像（胸部単純X線写真，胸部単純CT，肺エコー）を提示します（p.60 図12 参照）.

　院内肺炎に対するエコーは，優れた診断精度（感度93.4%，特異度97.7%）を有すると報告されています[6]．この研究では100例以上の肺エコーを経験した実施者によるものであり，エコーは実施者による精度のバラつきが大きいことは常に注意が必要です．また，肺炎229人のうち222人（97%）が入院患者であり，既往歴に肺気腫・COPDがある患者は45人（20%），誤嚥 aspiration が原因の患者は3人（1.3%）でした．

　2017年のレビュー[7]では，肺エコーの肺炎診断について，感度57～100%，特異度54～99%でした．サブグループ解析では，重症度などにおいても有意差を認めませんでした．概して，実施者の技術による影響，陳旧性病変の検出による偽陽性，4研究では診断根拠がCTではなく単純X線写真であることなど，が数値のバラつきの原因と考えられます．

　2018年には，医療資源の乏しい地域（ネパールの市中病院の救急外来を受診し肺炎を疑われた62人の患者，平均年齢は約60歳）における肺エコーの診断精度が報告されました．胸部CTに対して，単純X線写真は感度73%・特異度50%に対して，エコーは感度91%・特異度61%でした[8]．

　誤嚥性肺炎は，重力方向（仰臥位なら背下部）に発生しやすいという特徴があります．そのため，**後背部を中心にエコー評価**をすればよいのです．また，**過去に肺炎・心不全や肺気腫の既往がある場合が非常に多く，「これまでのデータとの比較による判断」がきわめて重要**となります．本手法による診断精度の検証も進行しています．

1) 診断：両側の後背部を反復して記録します．肺炎を疑う状況になった場合，過去のエコー所見と比較します．
2) 経過観察：誤嚥性肺炎の部位がわかっている場合は，背部に印などをつけておき，その部位を継続して記録していきます．

4-4-2 誤嚥性肺炎に対するエコーの役割

　エコーの役割は，診断（スクリーニング），経過観察，関係者とのコミュニケーションの3つです．

- **診断（スクリーニング）**：上述の如く，単純X線写真やCTが容易に実施できない場所において，初期診断への活用が期待されています．肺エコーの難しさは，くまなく肺を検索することにあります．
- **経過観察**：エコーは局所評価に役立ちます．医療機関の検査などによって，肺炎の部位がわかっていれば，その後の経過観察は安定してエコーで実施できる可能性があります[9]．
- **関係者とのコミュニケーション**：診断・経過観察の場合も含めて，後方病院や同僚と情報共有することで，エコー画像の質の担保が可能になります．また，後日検証することで関係者の共通理解や学習にも役立ちます．また，患者家族にエコー画像を見せることで，病態への理解を促し，患者家族と医療者間のコミュニケーションを促進させます（**1-3** 参照）．

MEMO

4-5 やってみよう！ 肺エコー

4-5-1 使用するエコー機器 図13, 14

　肺エコーでは，気胸（胸膜の動き）の評価ではリニアプローブが適しています．しかし，今回の主題である「肺炎」の評価には，コンベックスプローブのほうがより適しています．深さは胸膜から7〜10 cm程度深部までエコー画面上では描出できていたほうが，初学者には判断しやすく，B-linesとZ-lines（アーチファクト：図15 参照）の鑑別，無気肺や浸潤影の評価にもコンベックスプローブが適しています．

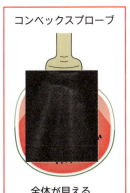
コンベックスプローブ
全体が見える

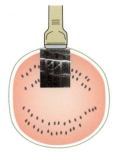
リニアプローブ
浅い部分が鮮明に見える

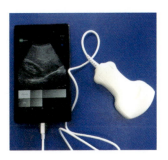
基本はコンベックスプローブ

図13 使用するポケットエコー機器
左：コンベックスプローブ（ミルコ），右：リニアプローブ（ミルコ）
肺エコーは気胸（胸膜の動き）の評価ではリニアプローブだが，肺炎の評価にはコンベックスプローブのほうが適している（特に，B-linesの評価）．

第4章　PELS 誤嚥性肺炎

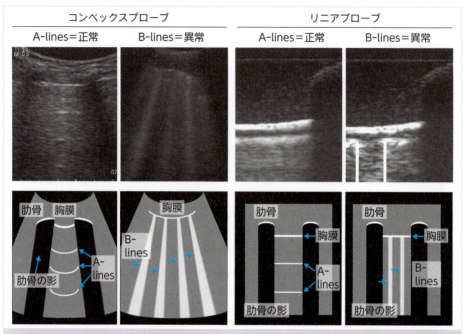

図14　代表的な肺エコーの画像（コンベックスプローブとリニアプローブの比較）

MEMO

1-5-2 肺エコーの基本

　肺エコーの基本画像を紹介します 図15 ．正常では A-lines（エー・ライン）のみ見え，B-lines（ビー・ライン）は見えません．B-lines は肺内の間質病変（肺炎・心不全などの水分，肺線維症などの線維化）を示唆します．B-lines の数は肺内の水分量・線維化程度（特に，胸膜直下の水分量）に比例します 図16 ．機器によってはフォーカスの位置にも注意が必要です 図17 ．また，健常者，特に高齢者では，B-lines が 1〜2 本は見える場合も多いことも知られています．

　エコーは，波の反射を見ています．空気があると白く反射して，それより深部に病変があったとしても描出できません．つまり，胸膜直下の病変がない場合は，A-lines のみが見えてしまうことがあります．胸膜まで病変が及ぶ，肺炎・気管支炎・肺がんなどは肺エコーに異常所見が写ります．一方で，エコーはプローブをあてている部位の直下のみ画像にできます 図18 ．5 mm 離れていても異常は検出できません．そのため，プローブを平行移動させて，まんべんなく描出することが大切になります（肺エコーをさらに勉強されたい方は文献 10 もご参考ください）[10]．

第4章 PELS 誤嚥性肺炎

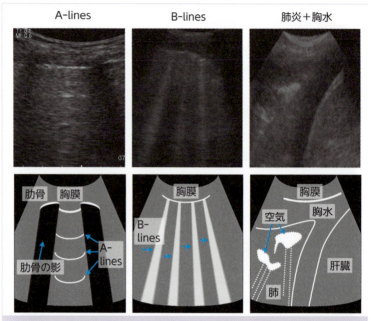

図15 代表的な肺エコーの画像

A-lines：正常画像（水分がない状態，間質性病変もない状態＝B-lines がない）．

B-lines：間質の病変を意味する（水分あるいは線維化など）．B-lines は画面の端までのびており，A-lines が見えないことが重要である．

肺炎：胸水を伴う．肺内に空気を示唆する反射が見えることがある．これは，CT で言うところのエアーブロンコグラム（air bronchogram）に相当すると考えられる．

4-5 やってみよう！ 肺エコー

無気肺＋胸水

Z-lines アーチファクト
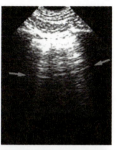

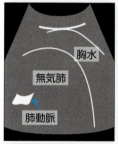
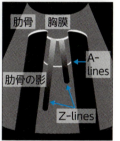

無気肺：肺全体が低エコーに見える．肺動脈など血管が見えることもある．エアーブロンコグラム（air bronchogram）を認めない＝肺内に空気がない＝肺の虚脱，を意味する．
Z-lines：A-lines と縦に短い B-line 様のラインが混在している状態．これを B-lines と間違えないことが重要である．

第4章 PELS 誤嚥性肺炎

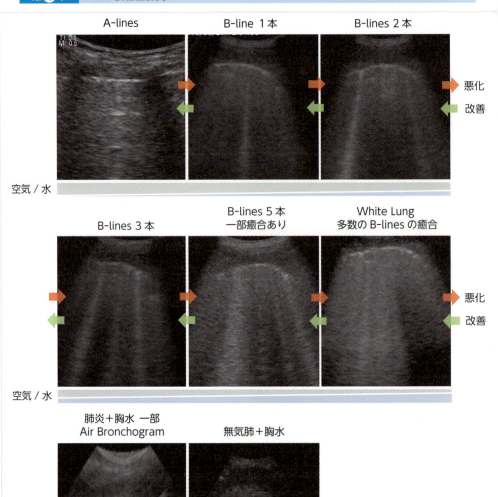

図16 空気と水分量の割合からみた肺エコーの画像変化
B-lines が増えるほど水分量が増加しており，肺炎の局所病態としては悪化と考える．B-lines の本数が減少してくることは改善を意味することが多い．
なお，Sonographic intestinal syndrome（いわゆる"エコー画像上の間質症候群"日本語は議論中）とは，エコー画像上，肺組織の密度が増加する疾患の総称で B-lines が3本以上描出される状態を示す．

4-5 やってみよう！ 肺エコー

フォーカス 2 cm（胸膜）

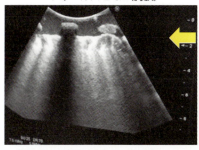

フォーカス 5 cm

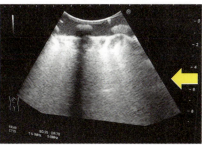

フォーカス 8 cm

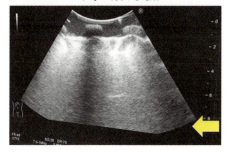

図17 フォーカスの位置（図内黄色矢印）と画像の変化

肺エコーの B-lines は胸膜直下病変のアーチファクト．そのため，エコー画像のフォーカスを胸膜に設定することが重要．フォーカスが深部にあると，B-lines が癒合して見えてしまうため，肺病変の重症度を誤認する可能性がある．

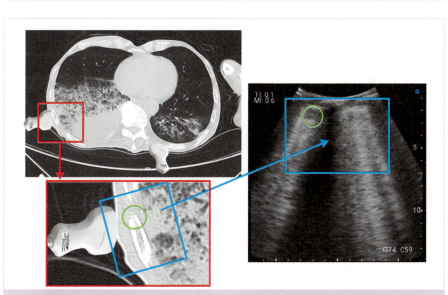

図18 肺エコーはプローブ直下の病変を検出できる

4-5-3 誤嚥性肺炎におけるエコー実施方法

エコーはあくまで「局所所見」です．プローブを当てた部分のみ描出されています．そのため，肺の病変の広がりや全体像を把握することは容易ではありません．胸部を12区画に分けて系統的に評価する方法など，全体像を把握するための多様なプロトコールが提唱されています．評価部位が増えるほど実施時間が長くなります．

誤嚥性肺炎患者へのエコー評価に関して考えます．誤嚥性肺炎は，患者のADLと体位にもよりますが，**重力方向（仰臥位なら背下部）に発生することが特徴**です．そのため，標準的な肺エコーで実施するような胸部全体の評価の必要性は低く，後背部を中心に評価すればよいことになります 図19．また，過去に肺炎・心不全や肺気腫の既往がある場合が非常に多く，「これまでのデータとの比較による判断」がきわめて重要となります．以上から，多忙な現場でエコーを当てる労力を最小限にするためには，以下の方法を本書では推奨します．4-4-2 でも提示した通りです 表2．

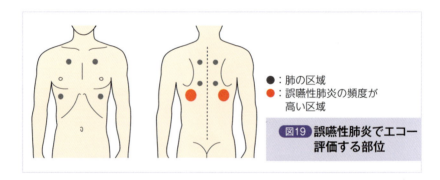

● ：肺の区域
● ：誤嚥性肺炎の頻度が高い区域

図19 誤嚥性肺炎でエコー評価する部位

表2 訪問看護における肺エコーの基本的考え方

1) 診断：両側の後背部を反復して記録します．肺炎を疑う状況になった場合，**過去のエコー所見と比較**します．
2) 経過観察：誤嚥性肺炎の部位がわかっている場合は，**背部に印**などをつけておき，その部位を継続して記録していきます．
   → 訪問看護の場合，新規の B-lines の出現や B-lines の増加時は，ケアの再考や医師への連絡を考慮します．

4-5-4 誤嚥性肺炎シミュレータとエコー画像

各部位の名称と仕組み

　誤嚥性肺炎シミュレータモデルの各部位の名称・呼称に関して示します．誤嚥性肺炎シミュレータは，ボディー（身体の模型）と 4 種類のキューブ（左右で 8 つ）があります 図20 ．
　これらのキューブを入れ替えることで，臨床例を再現します．

各キューブの説明：A-lines，B-lines（少ない），B-lines（多い），肺炎＋胸水

各キューブの説明は以下です．
- A-lines 図21 ：すべての場所が A-lines．
- B-lines（少ない）図22 ：B-lines の数が，内側上部で少なく，外側上部で多い．
- B-lines（多い）図23 ：B-lines の数が，内側上部で少なく，外側上部で多い．
- 肺炎＋胸水 図24 ：肺胞内に残存した空気が点状に肺内に見える状態．無気肺に近い肺炎の画像．

　右キューブには青色の印，左キューブには赤色の印があります．陥凹部にキューブを差し込んで使用します．また，**実際に B-lines が動く様子を確認できるキューブ**が別にあります 図25 【動画あり ▶③, ④】．

第4章 PELS 誤嚥性肺炎

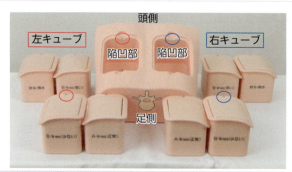
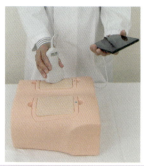

図20 誤嚥性肺炎シミュレータの概要

A-lines，B-lines（少ない），B-lines（多い），肺炎＋胸水の4種類が，左右2対ある。
右キューブには青色の印，左キューブには赤色の印がある。
右図の通り，陥凹部にキューブを差し込んで使用する。

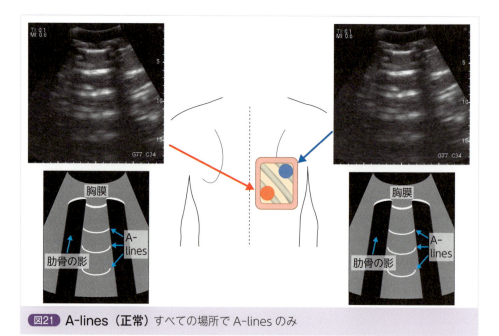

図21 A-lines（正常）すべての場所で A-lines のみ

4-5　やってみよう！　肺エコー

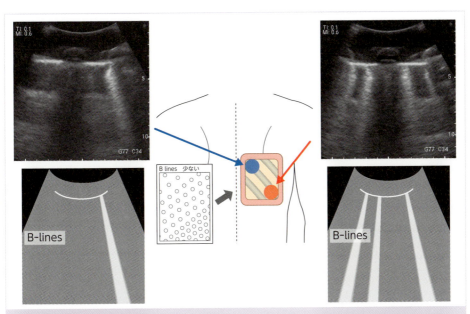

図22　B-lines（少ない）内側上部（青部）より下部外側（赤部）のほうが B-lines が多い

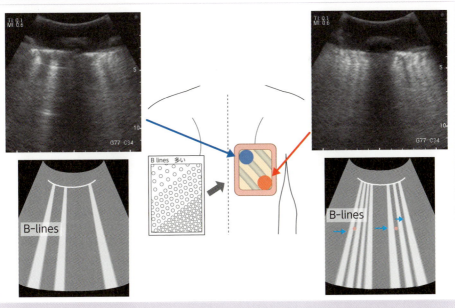

図23　B-lines（多い）内側上部（青部）より下部外側（赤部）のほうが B-lines が多い

第❹章　PELS 誤嚥性肺炎

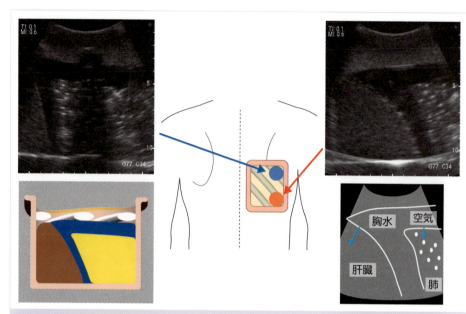

図24　D：肺炎＋胸水　無気肺に近い肺炎像

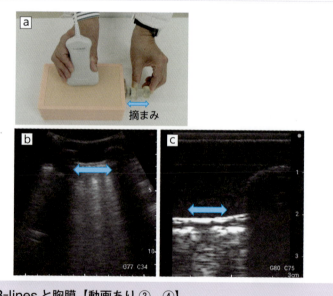

図25　動く B-lines と胸膜【動画あり ③，④】
摘まみを左右に動かすと，胸膜がスライドしたエコー画像が見える
a：外観，b：コンベックスプローブ，C：リニアプローブ

4-5-5 使用方法（誤嚥性肺炎エコーの操作手順）

1) エコー機器の準備をする：必要な備品
    ① エコーに電源を入れる．
    ② エコーゼリーを準備する．
    ③ 実施後にゼリーを拭くためのティッシュなどを準備する．
    ④ 部屋の電気は必ずしも消す必要はない．

2) プローブを当てる 図26 図27

　初めに，肋骨の方向を確認する．そして，肋骨に直角の向きにプローブを"まっすぐ"に当てます．この時，傾けたりせず，ズレたりせず，ねじれないように，キチンと垂直に"まっすぐ"に当てることが重要です．

　肺の後下部（今回のキューブの位置）では，実際の患者であっても，以下の理由で肋骨が触知できないことも少なくありません．

　1) 筋肉（起立筋）の存在
　2) 肥満体型

　そのため，肋骨の走行をイメージして，プローブとエコー画像の関係性を意識することが大切です．

　キューブ内にB-linesはないか？ A-linesだけか？ B-linesがあるとすれば，最もB-linesの数が多い場所はどこか？ その場所では何本か？ 胸水は？ 無気肺は？ などを，プローブを平行移動させながら，くまなく評価していきます．

　学習上は，B-linesの出現・増悪は，誤嚥性肺炎の出現や増悪を示唆します．反対に，無気肺の消失，B-linesの減少や消失は，誤嚥性肺炎の改善を示唆します．このように，画像所見の変化を評価していくことが重要です 図28 ．

第4章 PELS 誤嚥性肺炎

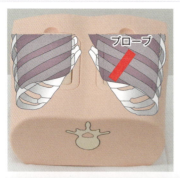

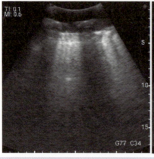
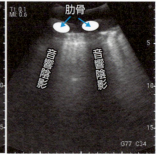

図26 プローブの位置と画像の関係

4-5 やってみよう！ 肺エコー

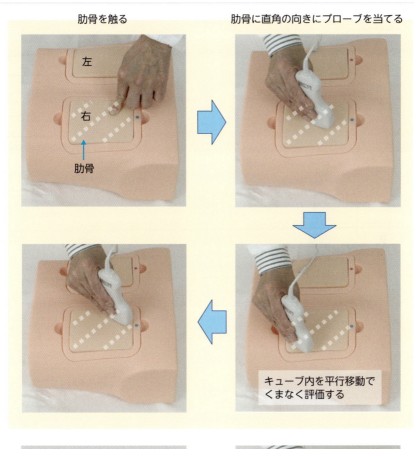

肋骨を触る　　　　　肋骨に直角の向きにプローブを当てる

キューブ内を平行移動でくまなく評価する

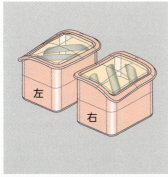

注意
肋間走査になっている

図27 プローブを肋骨に垂直に当てる
白点線＝肋骨

第4章　PELS 誤嚥性肺炎

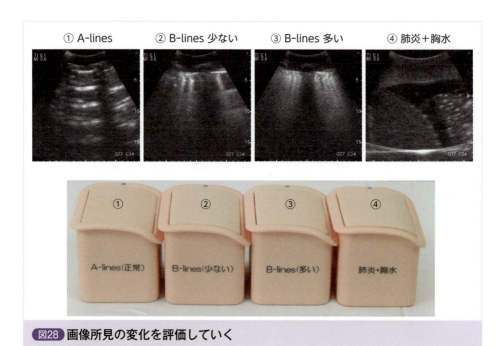

図28 画像所見の変化を評価していく

MEMO

4-6 さあ，やってみよう！ 症例

4-6-1 症例② 微熱が出てきて，咳も増えてきました

症例② 症例①の患者さんの続きです

主訴：微熱，咳，痰がらみの出現．
栄養の注入速度が低下した時間帯があり，チューブの再固定を繰り返していました．その都度，エコーで食道内にチューブが位置することは確認できていました．しかし，その数日後，「微熱が出て，咳，痰がらみが出てきた」と家族より連絡がありました．

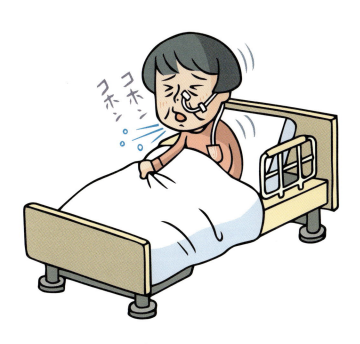

第4章 PELS 誤嚥性肺炎

追加で聞きたいことはありますか？

嘔吐，呼吸苦，胸痛を示す表情，体重増加，下肢浮腫などはありましたか？
→嘔吐，体重増加，下肢浮腫はありませんでしたが，ここ数日はやや苦しそうな顔をしていました．呼吸数もすこし増えていました．

誤嚥性肺炎の症状は他にありますか？

診察上，右背部・底部の胸部にクラックルがありました．バイタルサインは，体温37.9度，血圧158/86 mmHg（平時は130/80 mmHg程度でやや上昇），脈拍数98回/分，酸素飽和度SpO_2 94%（平時95%），呼吸数16回/分でした．

これまでに誤嚥性肺炎の治療歴はありますか？　その時，どのような対応をしていましたか？

3回治療歴があります．1度は入院治療となっていますが，2度は在宅医療で加療し軽快しています．

今回は，どのように対応しますか？

在宅で治療？　医療機関受診？　医師に電話？　救急車要請？

1 症例②：実際にエコーをやってみよう

肺エコーの所見はどうでしたか？ 図29

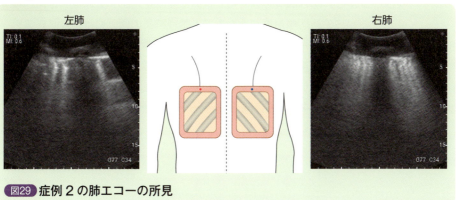

図29 症例2の肺エコーの所見

右肺はたくさんのB-lines（5本以上）でした．左肺は2〜3本のB-linesでした．

以前の肺エコーのデータはありますか？

今回が初めてです．

以前の誤嚥性肺炎は左右どちらだったのでしょうか？

これまでは，すべて左の誤嚥性肺炎だったようです．なので，今回の右肺エコーの所見は異常（悪化）と考えてよさそうですね．左肺は以前のデータと比較してみないと判断はできないと思います．エコー画像をインターネット経由で，医師に見てもらいます（第1章 コラム「ポケットエコー×クローズドSNSの活用」p.8）．

2 症例②：解説

　医学的には，発熱，咳嗽・喀痰増加などの気道症状，背部・底部胸部のクラックルと，急性肺炎を強く疑う状態です．急性肺炎を起こした原因検索と早期からの適切な治療が大事です．急性肺炎の原因には，ウイルス感染，細菌感染，薬剤性，誤嚥などがあります．今回は，基礎疾患による嚥下機能低下，経鼻胃管のズレなどが主な原因と考えられました．気管内吸引で，大量唾液混じりの喀痰が吸引でき，誤嚥性肺炎を疑いました．今回は全身状態が悪くなく，主治医が家族と充分に相談を行い，在宅での治療を行うこととしました．

症例 ❷ まとめ

　誤嚥性肺炎を臨床的に疑った時の肺エコー実施のフローチャートは以下です 図30 .
　過去の肺エコーのデータと比較することが何より重要であり，画像の変化から病態（軽快，変化なし，増悪）を推測します．一方で，過去のデータがない場合（今回の症例 ②）は，総合的かつ臨床的に判断する必要があります．

まとめ 肺エコー実施のフローチャート 図30

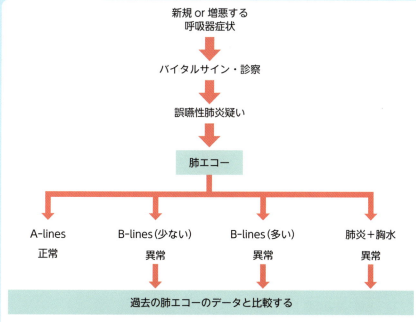

第❹章　PELS 誤嚥性肺炎

 発熱のワークアップ

　発熱時のワークアップには，胸部 X 線，血液検査，尿一般・沈渣，感染を疑う臓器や部位からのグラム染色・検体培養，血液培養 2 セット，などがあります．気管切開 / 人工呼吸器状態・術後・カテーテル留置状態など，医療関連の発熱を疑う際には，気管切開 / 人工呼吸器関連・手術部位や臓器からのグラム染色・検体培養と血液培養 2 セット，胸部 X 線，血液検査，尿一般・沈渣，などの検査を行います．感染を疑う臓器や部位からの検体培養を提出する場合，良質な検体を採取することが大事です．肺炎における良質な喀痰とは，唾液成分が少なくて膿性部分の多い（口腔内常在菌の混入が少ない）喀痰です．

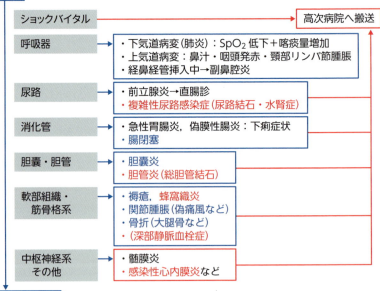

 図　発熱の対応フローチャート

（加藤博之，監修．小林 只，著．ポケットエコー自由自在．東京：中外医学社；2013. p. 20〜7 より）

4-6 さあ，やってみよう！ 症例

　2018年よりPELSでは，受講者からの強い要望もあり，腹部エコーも実施するようになりました．具体的には，下大静脈（IVC）による脱水評価，腹水評価（肝硬変や腹水穿刺・腹膜透析への対応），胆嚢（熱源検索），水腎症（腎盂腎炎や尿閉）を看護師に教え始めています．PELS膀胱エコーに慣れてくると，だんだん他の部位にもあてたくなってくるようです．なお，在宅医療におけるポケットエコーも活用した発熱ワークアップにもエコーは有用です 図 ．この詳細は，「ポケットエコー自由自在」（中外医学社；2013．p.20～7）をご参照ください．

MEMO

第4章 PELS 誤嚥性肺炎

自分の安心と患者さんの安心のためにエコーを使っています

　初めて体験する訪問看護ステーションに配属されて1年近くになろうとしていますが，一番悩ましいのは「利用者様になにか気になる症状が出た時の判断」です．高齢独居や，老老介護とよばれる世帯では，様々な理由から「病院へかかる」ことが簡単ではないことも多く，なによりそんなご苦労をかけて，たいしたことがなかったらと思うと，判断する時はとても緊張します．

　そんな場面ではポケットエコーがとても役にたちます．言葉だけの報告よりも画像を加えたほうが，より具体的な情報を提供できるのではないでしょうか．

　私自身はまだ画像をしっかりと読み取れる訳ではありませんが，先生方に何度も設けていただいた勉強会で学ぶうちに，検査技師さんのような判断はできなくても，一般的な患部の写真を撮るような感覚で，体内の画像を撮って相談してみよう，という気持ちになり，安心して使わせていただいています．

　先日も肺エコーで検査をしました．実際の画像の解釈はまだまだ難しいと感じることもありますが，胸水や肺の白さなどを観察することが，自分の安心と利用者様の安心にもつながると感じています．

4-6-2 症例③　誤嚥性肺炎が再発していないか心配なんです

症例③　症例②の患者さんの続きです

数日後, 結果的に誤嚥性肺炎で入院治療となりました. 経管栄養の量や速度調整, 在宅環境の調整を行い, 退院して自宅へ帰ってきました. 退院してから1週間後, 熱はありませんが, 咳, 痰がらみが出てきました. また経鼻胃管を入れている鼻から鼻血がありました.「誤嚥性肺炎が再発していないか心配」と家族から連絡があり, 訪問看護を行いました.

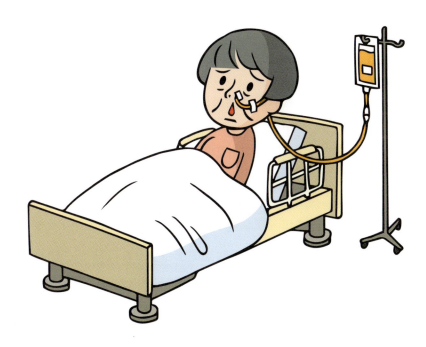

第4章 PELS 誤嚥性肺炎

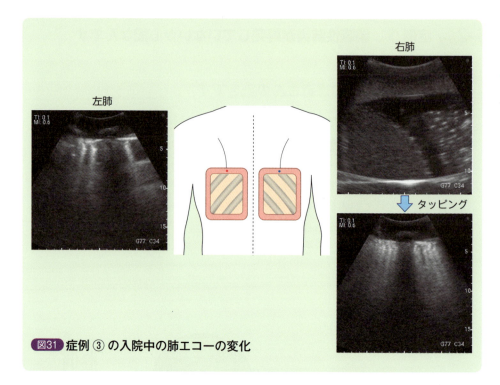

図31 症例③の入院中の肺エコーの変化

 入院中は，右肺の痰詰まりで無気肺・肺炎にもなりましたね．

 そうなんですよ．でも，右肺をタッピングしたら，喀痰が排出されたのか，肺エコーの所見も改善して驚きました 図31 ．肺エコーって，リアルタイムなんですね．

 退院後ですが，誤嚥性肺炎が再発した症状はありますか？

 診察上，背部・底部の胸部にクラックルはなく，バイタルサインも異常ありませんでした．

 どのように対応しますか？

 経過観察？　医療機関受診？　医師に電話？　まず，エコーあててみます！

1 症例③：実際にエコーをやってみよう 図32

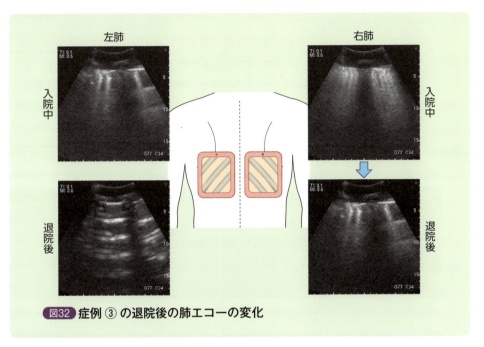

図32 症例③の退院後の肺エコーの変化

2 症例③：解説

　肺炎の治癒過程は，胸水の減少・消失 → B-lines の減少・無気肺の改善となります．悪化時はその逆となります（胸水の減少・消失 → B-lines の増加・無気肺の出現 → 胸水の出現・増加）．改善した状態のエコー画像と比較することで，再度発症したか判断する材料となります．エコーで確認しましたが，再発を示す画像所見はありませんでした．経鼻胃管を入れている鼻の中は出血塊があり，出血塊と鼻腔からの分泌物が口腔内に落ち込んでいる様子が観察されました．経鼻胃管を反対側に入れ替え，鼻腔内には保清と創傷治療を行いました．

症例 ❸ まとめ

　肺エコーは比較が重要です．今回はシミュレータ画像で提示 図33 （上）していますが，実際の患者でも同様の画像 図33 （中）が確認できます．ただ，エコープローブをあてている位置が，ずれてしまうと B-lines の数も異なって見えてしまいます．そのため，どの部位にエコープローブをあてたのか，記録（例：写真で撮る．入院中なら印を付けておく）しておくことが非常に重要となってきます．

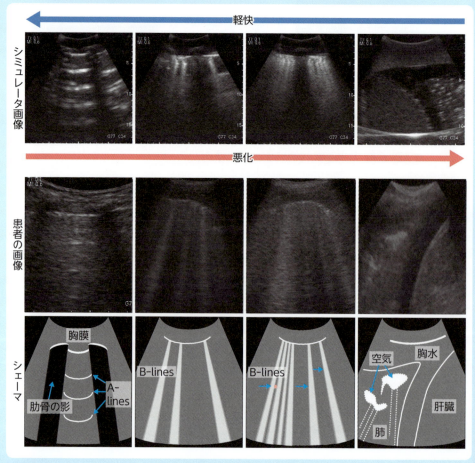

図33　シミュレータ（上）と実際の患者のエコー画像（中）

4-6 さあ, やってみよう! 症例

高齢の方でもリラックスしてエコーが行えるように工夫したい

　ポケットエコーは 2019 年 4 月の訪問看護ステーション開設時から研修を受けて,まだまだ未熟ながらも訪問先で使用しております.膀胱エコーはその場で膀胱内に残尿がどれくらいあるのか画像で見て把握できること,そして画像を持ち帰り医師に見ていただくことができるので連携に役立っています.そしてなにより迅速に患者様に対応できるということが利点だと思います.

　今回は,肺炎の早期診断(誤嚥性肺炎)のためのエコーの当て方を指導していただき,早速訪問先で行ったので報告します.

　今回ご紹介する方は,80 歳代女性,左麻痺で全介助,訪問看護が導入になっている方です.最近ではだんだん飲み込みも悪くなり,食事の形態も変更したりして経過をみている状況です.今は落ち着いていますが,定期的に肺エコーを行うことで早期に発見し受診につなげることができると考え行いました.

　認知症もあるため説明してもゼリーをぬったり,ずっと同じ体勢で我慢するということは高齢の方には難しく,なかなかうまく画像を撮ることは難しくて自分では撮れていないと思いましたが,画像を見て「もともと肺が潰れているところもある」「下のほうに B ラインも見えているので定期的にみていくとよいですね」などと,医師に相談すると,解釈してくれて本当に役に立つなあと改めて思いました.今後は,もっと画像が見られるようになれたらと思います.そして高齢の方でもリラックスしてエコーが行えるような工夫も考えていけたらいいなと思いました.

第4章 PELS 誤嚥性肺炎

 心不全？　肺炎？

　医学的には，発熱，咳嗽・喀痰増加などの気道症状，胸部のクラックルと，急性肺炎を強く疑う状態です．また，下肢浮腫，体重増加と心不全の増悪も強く疑う状態です．在宅療養中の高齢者の場合，誤嚥性肺炎が契機で心不全を起こすことも，その逆もあります．両者の原因検索と早期からの適切な治療が大事です．心不全でも，肺に水が増える現象です．そのため，水が増えるほど，B-lines の数は増えていきます．肺炎と心不全のB-lines には形状などの差も報告されています（B3-lines，B7-lines．詳しくは文献 11）．

　心不全と肺炎の鑑別ですが，まず肺エコーを行います（図）．心エコーは心不全の原因検索として役立ちますが，心不全状態（＝肺水腫）か肺炎かの鑑別は肺エコーで可能です．その場合，実施前胸部 4 カ所，背部 4〜6 カ所程度にスクリーニング的に実施します．ここで全て A-lines であった

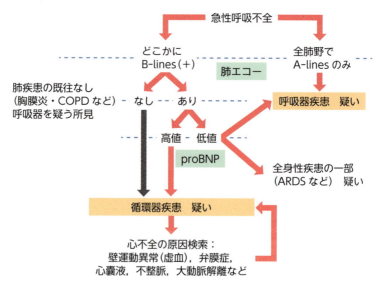

図　急性呼吸不全のフローチャート

（加藤博之，監修．小林　只，著．ポケットエコー自由自在．東京：中外医学社；2013. p.48-51 より）

としても，胸膜病変を合併していない肺炎では B-lines は出ないこと，またプローブを当てていない部位に限局性の肺炎が起きていることもあります．そのため，肺エコーに熟練している一部の医療者を除いて（トレーニングされた医師でも 10％程度は見逃すとされています），全て A-lines だからといって肺疾患も否定してしまうのはリスクがあります（心不全は全肺野のびまん性 B-lines であるため除外できます）．B-lines が 1 カ所でも異常がある場合は，下腿浮腫の増悪など心不全徴候を入念に確認します．また，可能ならばポータブル血液検査で proBNP などの心不全マーカーを測定します．

（在宅医療におけるポケットエコーも活用した急性呼吸器不全のワークアップに関しては，「ポケットエコー自由自在」〔中外医学社 2013．p.36〜53〕もご参照ください．）

MEMO

4-7 患者さんに実施する時の注意点

4-7-1 Q&A

　患者さんの体位はどのようにして，肺エコーを実施すればよいでしょうか？

　座位がとれれば一番です．

【解説】

　寝ている場合，側臥位か半座位で実施することがオススメです．できるだけ，自分一人で実施できるように，枕やクッションを使用するなど体位の工夫が大事になります．患者さんに実施する時は，腹臥位（うつ伏せ）で実施できることは稀です（呼吸がしにくくて，患者さんに不快を与える可能性があります）　図34 ．

　一方，他のスタッフのタイミングが合えば，2人で実施したほうが当然スムースです（2人で一緒にエコー画像を確認できるため，安心感にも繋がります）．

1. 完全側臥位：一度に左右の肺エコーを実施する．
2. 左右順番に実施：左側臥位（側臥位〜30度）にして右側の背部に当てる．次に，右側臥位（側臥位〜30度）にして左側の背部に当てる．
3. 患者が仰臥位・半座位 → 後腋窩線から背部に当てる．仰臥位よりは半座位（ベッドを上げる）のほうが，誤嚥性肺炎の頻度が高い背底部にエコープローブを当てやすい．

4-7 患者さんに実施する時の注意点

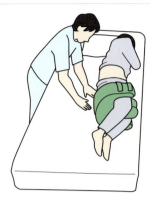
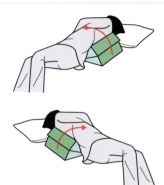

① 完全に側臥位にする（安定するし患者も楽）→ 洋服をめくる → 左右の後肺野を当てられる．

② 側臥位45度で1回（左後肺野），左側臥位で45度で1回（右後肺野）

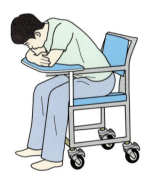

③ 座位で前屈み（ベッド上でも，椅子に座っているときでも同様）

図34 誤嚥性肺炎のエコープローブの当て方（患者）

第4章　PELS 誤嚥性肺炎

　肺エコーを実施すると，プローブを当てる場所によって，A-lines だったり，B-lines だったりします．また，B-lines の数も当てる場所によって違いますが，どこの所見をとったらよいのでしょうか？

　原則は，肺区域ごとに当て，<u>最も B-lines の数が多い場所でカウントしてください</u>．

【解説】

　今回の誤嚥性肺炎シミュレータは，B-lines のキューブは 2 つとも，場所によって B-lines の数は異なるように作成しています．どの場所が，一番 B-lines が多く見えるか，是非とも練習してください．

　別の日に，同じ場所の肺エコーを実施するためのコツはありますか？

　同じ場所に当て続けることが非常に重要です．

【解説】

　肺の病態を適切にフォローしていくためには，同じ場所に当て続けることが非常に重要です．プローブをあてている場所を写真として記録しておく，あるいはプローブを当てた位置をマーカーで皮膚に印をつけておくのもよいと思います．

4-7 患者さんに実施する時の注意点

聴診所見と肺エコーの所見が一致しない場合はどうしたらよいですか？

総合的に判断するように心がけてください．

【解説】
　基本的に，聴診所見と肺エコー所見は一致することが多いです．一方，例外もあります．胸膜直下に病変がない場合，エコーでは正常（A-lines）となります．もし，聴診でクラックルなどの異常音が新規に出現したのならば，悪化のサインとして臨床的には理解したほうがよいでしょう．一方，呼吸音には異常がないのに，エコー所見が悪化している場合も，悪化のサインとして扱ったほうがよいと思います．エコー所見は，あくまで身体所見の1つであり，総合的に判断をするように心がけてください．

肺エコーを実施するタイミングに工夫はできませんか？

いろいろ工夫できます．

【解説】
　寝たきりの患者さんの場合，以下のように，時間ごとの体位交換のタイミングも工夫できると，よりスムースに実施できるようになります．
- 座位ができる人は，座位の時（食事，TV見ている時，リハビリ前）に実施．
- おむつ交換の時に当てる（体位交換もするし，衣類も触る）．
- リハビリ中の時に一緒に当てる．

第4章 PELS 誤嚥性肺炎

質問⑥ 無気肺と肺炎はエコー画像が違うのでしょうか？

回答⑥ 臨床的にはあまり区別する必要はないと思います．

【解説】

　誤嚥性肺炎の評価治療という観点では，臨床的にはあまり区別する必要はないと思います．無気肺は完全に肺胞内の空気がなくなって，肺がしぼんだ状態（虚脱した状態）になります．そのため，肺内に空気の反射は認めません．一方，肺炎（特に，大葉性肺炎）は肺胞内に空気が残っています（単純X線写真やCTでいうところのエアー・ブロンコグラムに相当）図35．

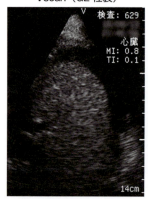
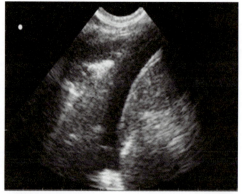

Vscan（GE 社製）　　　Sonimage P3（コニカミノルタ社製）

肺胞に空気がほとんどない　　肺胞に多少は空気があるが，水が増えている状態
（無気肺）　　　　　　　　（肺炎）

図35 誤嚥性肺炎と無気肺のエコー画像

4-7 患者さんに実施する時の注意点

 肺気腫（COPD）の患者さんの肺エコーの特徴はありますか？

 A-lines がよりハッキリと見える傾向にあります．

【解説】

　在宅医療では肺気腫の患者さんは多いですよね．肺気腫では，通常より多くの空気が肺内に貯留しています．そのため，A-lines がよりハッキリと見える傾向にあります．一方，胸膜まで水ができていれば B-lines など異常所見を認めるのは，肺気腫ではない患者さんとほぼ同様です．

 気胸の場合，肺エコーではどのように見えるのでしょうか？

 呼吸に合わせた胸膜運動が認められません．

【解説】

　在宅医療で気胸の患者を診ることは稀かもしれません．気胸が起きると胸膜直下は，肺から漏れ出た「空気」が占めます．そのため，強い A-lines がハッキリと見えます．肺気腫との違いは，気胸の場合は呼吸に合わせた胸膜運動が認められないことです．胸膜の動きは，健常人の肺でその描出を練習してみてください（上葉よりも下葉のほうが，より動くため練習にむいています）．A-lines の動きがなかなか認識できない場合は，B-lines の動きをみる練習から始めましょう（今回のシミュレータの「動く B-lines」〔図25 p.78〕を参照ください）．

第4章 PELS 誤嚥性肺炎

 胸水と膿瘍ではエコー画像は違いますか？

 違いますが，その判断はしばしば困難です．

【解説】

　膿瘍では水の中に細胞成分が増えています．そのため，心不全などが原因の胸水よりもエコー画像上は「やや白く」見える傾向にあります．しかし，エコー画像の白さ（輝度）は，エコーのプリセット・設定によっても異なるため，その判断はしばしば困難です．

【文献】

1) 日本呼吸器学会 呼吸器感染症に関するガイドライン作成委員会, 編. 成人院内肺炎診療ガイドライン 2008. 東京: 日本呼吸器学会; 2008.
2) 日本呼吸器学会 医療・介護関連肺炎（NHCAP）診療ガイドライン作成委員会, 編. 医療・介護関連肺炎診療ガイドライン. 東京: 日本呼吸器学会; 2011.
3) 日本呼吸器学会 成人肺炎診療ガイドライン 2017 作成委員会, 編. 成人肺炎診療ガイドライン 2017. 東京: 日本呼吸器学会; 2017.
4) Esayag Y, Nikitin I, Bar-Ziv J, et al. Diagnostic value of chest radiographs in bedridden patients suspected of having pneumonia. Am J Med. 2010; 123: 88. e81-88. e85.
5) Rodríguez-Molinero A, Narvaiza L, Ruiz J, et al. Normal respiratory rate and peripheral blood oxygen saturation in the elderly population. J Am Geriatr Soc. 2013; 61: 2238-40.
6) Reissig A, Copetti R, Mathis G, et al. Lung ultrasound in the diagnosis and follow-up of community-acquired pneumonia: a prospective, multicenter, diagnostic accuracy study. Chest. 2012; 142: 965-72.
7) Llamas-Álvarez AM, Tenza-Lozano EM, Latour-Pérez J. Accuracy of lung ultrasonography in the diagnosis of pneumonia in adults: systematic review and meta-analysis. Chest. 2017; 151: 374-82.
8) Amatya Y, Rupp J, Russell FM, et al. Diagnostic use of lung ultrasound compared to chest radiograph for suspected pneumonia in a resource-limited setting. Int J Emerg Med. 2018; 11: 8.
9) Namiki H, Kobayashi T. Lung ultrasound for initial diagnosis and subsequent monitoring of aspiration pneumonia in elderly in home medical care setting. Gerontol Geriatr Med. 2019; 5: 2333721419858441.
10) 鈴木昭広, 編. 肺エコーの ABC 肺は超音波で聴け！ 東京: 日本医事新報社; 2018.
11) Lichtenstein. Whole Body Ultrasonography in the Critically Ill. Springer; 2010.

あとがき

「我々人間は，テクノロジーを使うのか？ それとも，使われるのか？」

という論議をよそに，世の中はテクノロジーに席巻され，人工知能（AI）・仮想現実（VR）・モノのインターネット（IoT）を活用した教育として，ついに身体機能そのものがデータ化・共有され，学習者にフィードバックがされる時代の幕が開きつつあります．一方，医学界は，高い倫理が要求される業界の特徴を基盤に，医師を頂点とする厳然としたヒエラルキーと，規制ガチガチ管理主義の呪縛から逃れられないでいます．このような背景で，

「エコーを看護師が使って，現場で判断して，本当にいいのか？」

という問いが繰り返される病院現場が「変わっていく」には，あるいは「疲弊している医療介護の現場を救う」には，どうしたらいいのでしょうか．

「フットワークの軽いスタッフが，よくある病状の発生に対して，できるだけ早期にアクセスし，適切に情報をとって，共有・コンサルテーションを経て，適切に判断し，処置・治療につなげること」，これが答えです．

この時の主要な舞台は，病院外では病院受診前の施設や在宅の現場，病棟では医師に相談する前の現場です．これらの現場における即時的対応能力の強化は，医療資源の過大な消費にストップをかけるでしょう．

「患者がどこにいても，判断され，適切なケアや処置がされるには？」

その答えが本書とPELS教育コースです．本書を用いた第2弾PELS教育コースで選ばれた病態は，訪問看護にとって特に身近にならざるを得ない「経鼻胃管」，そして圧倒的な頻度で出会う「誤嚥性肺炎」です．

本書は，見た目ハウツー本なのに，病態に関しては教科書に匹敵する精密さで，そして何より臨床現場に即した病態把握とエコー活用の学習方法が，丁寧に記載されています．本書を手に取り，シミュレーターで学びつつ，実際に患者に活用してみてください．もっとも患者の近くにいるエコープロバイダーのあなたは，入院前であっても優れた医療行為を行い，退院後の患者の生活を支える重要なヘルスケアプロバイダーになることができるでしょう．

山梨市立牧丘病院　古屋　聡

索 引

あ行

胃液の吸引	33
"医学的な"入院適応	64
医薬品医療機器総合機構	18
医療・介護関連肺炎診療ガイドライン	44, 53
医療事故	18
胃ろう	17
咽頭期	48
運動器エコー	3
エコーによる経鼻チューブの確認方法	21
嚥下機能評価	18
嚥下の機能解剖	47
扇操作	14
扇操作の練習	13, 15
音響陰影	11

か行

回旋操作	14
回旋操作の練習	13, 16
化学性肺臓炎	58
喀痰排出	64
看護記録	6
看護師の安心安全	9
看護の質	6
患者家族と医療者間のコミュニケーション	66
患者さんの体位	98
患者のベッドサイド	8
気管と気管支の構造	55
気胸（胸膜の動き）	67
気道の防御機能	57
気道閉塞	58, 59
気道防御反射	52
気泡音	41
吸引液のpH	20
吸引物のpH試験	33
急性呼吸促迫症候群	58
急性呼吸不全のフローチャート	96
教育コース	2
胸部X線写真撮影	19, 20
胸膜腔の構造	56
空気注入による気泡音	20
クラウド	8
クローズドSNS	9
経過観察	66
頸動脈	13
頸動脈狭窄	40
経鼻胃管	17
確認のフローチャート	35
誤挿入	18
経鼻胃管エコー	3, 27
経鼻胃管シミュレータの外観	29
経鼻胃管シミュレータの仕組み	29
経鼻胃管シミュレータモデル	28
頸部食道エコー画像	36
抗菌薬	63
口腔期	48
厚生労働省	18
高齢者	2
高齢社会	1
誤嚥性肺炎	3, 86
画像（胸部X線，胸部単純CT，エコー）	60
再発	92
診断	61

診断基準	43
治療	63
病態生理	58
誤嚥性肺炎エコーの操作手順	79
誤嚥性肺炎シミュレータの概要	76
誤嚥性肺炎シミュレータモデル	75
誤嚥性肺炎でエコー評価する部位	74
誤嚥性肺炎に対するエコーの精度	65
誤嚥性肺炎のエコープローブの当て方	99
誤嚥の病態生理	52
誤嚥をきたしやすい病態	52
呼吸に関係する器官	55
国際疾病統計分類	43
個人の情報	8
コミュニケーション	6
コンベックスプローブ	13, 27, 67, 68

さ行

災害時	8
細菌感染	58, 59
細菌感染による肺胞内の変化	60
在宅医療	1, 89
酸素投与	63
死因	43
事業所	6
事後報告	6
持続皮下注射	64
下大静脈	89
終末期	17
主治医	6
主治医が家族と充分に相談	86
準備期	48
情報共有	9
静脈栄養	17
食道期	49
腎盂腎炎	89
人工栄養	17
人口動態統計	45

診断（スクリーニング）	66
心不全	96
心不全と肺炎の鑑別	96
随意嚥下	47
水腎症	89
スマートフォン	7, 9
スライド操作	15
スライド操作の練習	13, 16
成人院内肺炎診療ガイドライン	43
成人肺炎診療ガイドライン	44
摂食嚥下関連エコー	50
摂食嚥下機能	52
摂食嚥下の仕組み	47
摂食嚥下リハビリ	53
先行期	48

た行

第2の聴診器	1
体位ドレナージ	64
体液管理エコー	3
多職種連携	7
脱水	3
単純X線が利用できないセッティング	25
単純X線写真の診断精度	61
探触子	11
胆嚢	89
中心静脈栄養	17
超音波信号	11
聴診法	33
ナースステーション	8

な行

日本看護用品協会	18
尿閉	3, 89
脳梗塞	40

は行

肺・呼吸の機能解剖	54

肺エコー	3
肺エコー実施のフローチャート	87
肺エコーの画像	68
肺炎＋胸水	70, 75, 82
肺炎死亡数	43
肺炎の早期診断	95
肺炎の治癒過程	93
肺区域の構造	56
肺胞の構造	57
発熱のワークアップ	88
鼻血	91
ビッグデータ時代	7
肥満体型	40
ヒヤリハット	19
病院外での看取り	45
フォーカスの位置と画像の変化	73
腹水	89
腹水エコー	3
不随意嚥下	47
プローブ	11
プローブの持ち方	13
正しいフォーム	13
便エコー	3
ポータブルX線機器	20
ポータブルエコー	6
膀胱エコー	3
膀胱シミュレータ	4
訪問看護	1, 6, 8, 74
訪問看護ステーション	3, 90
補液	63
ポケットエコー	1, 25

ま行

末梢血管エコー	3
慢性心不全	3
無気肺＋胸水	70
メンデルソン症候群	58

や行

痩せ型	40

ら行

リニアプローブ	13, 27, 67, 68
老衰	45

欧文

A-lines	69, 70, 75, 82
ARDS	58
B-lines	69, 70
動く様子	75
少ない	75, 82
多い	75, 82
chemical pneumonitis	58
CO_2 排出器	21
Cochrane review	18, 25
IoT 端末	7
IVC	89
PEG	17
PMDA	18, 41
Pocket Echo Life Support（PELS）	1, 89
Sonographic intestinal syndrome	72
Z-lines アーチファクト	70

Pocket Echo Life Support 教育シリーズ
みるミルできる ポケットエコー ②経鼻胃管・誤嚥性肺炎 ⓒ

発　行	2019年10月25日　1版1刷
監修者	ヘルスケア人材育成協会
発行者	株式会社　中外医学社
	代表取締役　青木　滋

〒162-0805 東京都新宿区矢来町62
電　話　　（03）3268-2701（代）
振替口座　　00190-1-98814番

印刷・製本/横山印刷㈱　　　〈MS・YS〉
ISBN978-4-498-01376-6　　Printed in Japan

JCOPY ＜(社)出版者著作権管理機構 委託出版物＞

本書の無断複製は著作権法上での例外を除き禁じられています．複製される場合は，そのつど事前に，(社)出版者著作権管理機構（電話 03-5244-5088, FAX 03-5244-5089, e-mail: info@jcopy.or.jp）の許諾を得てください．